「至福の最期」で旅立つための10か条

人として、患者として、幸福に生きるために

谷口友孝

22世紀アート

まえがき

　いま、私たちはこうして生きています。それは、この地球に生まれてきたからです。そして、その生まれてこれた確率は何兆分の一という無限小の世界から奇跡と言っていいほどの選抜のすえに選ばれた一人なのです。それは驚異と言っていいほどの出来事に違いありません。

　一方、死は違います。死ぬ確率は誰も100%だからです。なぜ、生と死とではこのように確率が違うのかを調べているうちに、私たちが生まれてこれた幸運を死の最期にも当てはめる必要があるという結論に至りました。そして、それを『至福の最期』と名づけたのです。

　特にがんの患者をみていると、おおよそ至福の最期とは言えない死を遂げるのが普通です。病院のベッドでチューブやコードにつながれ、あるいは痩せ細ってうつろな目で病室の天井を眺めている。なぜ、こうなるのだろうかと考え続けてきました。

　その答えは、がんだけの問題ではなく、患者の人生や医療システム、社会制度や家族形態などが複雑に絡み合った結果だと言うことが分かりました。であるとすれば、患者自身で出来ることには何があるのかをまとめたのが本書です。

本書は、がん患者の一人でもある私の体験や経験をベースにして執筆しています。そして、書きながら、せっかく罹ったがんをきっかけにして人生を良い方向に大きく変えられないかという思いで書き進めました。さらに、「がん人生をただ生きているだけではもったいない」として、人生は生活の質よりも「最期の質」で決まると結んでいます。

　がん患者は、ともすると先端医療にすがり、なんとか一命をとりとめてがんを治したいと切望します。本書はそれを否定するものではありませんが、治療を積極的に勧めるものでもありません。むしろ、がんを攻撃（治療）しない方がいいというスタンスで書いています。というのも、私自身の経験、がん患者の立場、海外の事例などから「患者による意思決定」を重視したからです。

　本書を手に取ってくださりありがとうございます。
　この本があなたの人生を幸福へと導く指針となれば幸いです。

著者

目　次

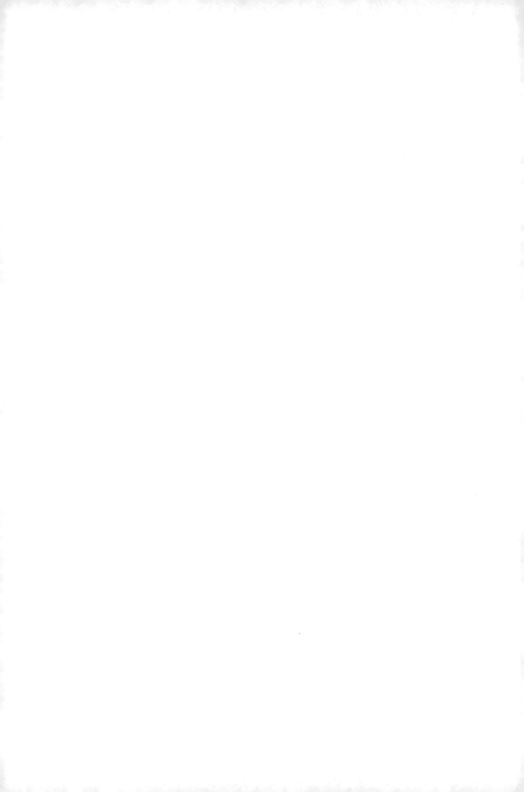

第 1 章
「至福の最期」は失意の日々から生まれる

■失意のない人生に至福の最期はない

　最期が至福であったほうがいい理由は実に簡単です。それは、人生が一度しかないからです。一度しかない最期ならば、苦悩よりも至福がいいに決まっています。そして、意外にもこの「至福の最期」は失意の日々から生まれるのです。

　それでは「至福の最期」とはどのような終わり方なのでしょうか。多分、次のようなものが想像できます。

➢　人生で望んでいたことはすべてやったのでやり残しがない

➢　自然から生まれてきたように自然へと帰っていく

➢　自分が希望した場所で思い出に包まれながら旅立つ

➢　家族に看取られてあるいは一人だけの場合も好きなスタイルで岸を渡る

➢　お気に入りの服を着て化粧でもして出かける

➢　旅立ち後の葬儀や墓のことも決まっていて準備万端である

　そして、至福かどうかは身体の状態も関係してきます。次のような状態は理想といえるでしょう。

➢　痛みがない

> 食欲はまだあるがしだいに減ってきている

> 意識もまだあるが段々ともうろうとしてきている

> 問いかけにはまだ反応できるがしだいに聞こえにくくなっている

> 楽しい夢を見るようになってくる

あとは時間の問題で、病気や怪我によるのではなく、全身の臓器機能が衰えて死に至る、いわゆる自然死で天寿を全うし旅立つことは「至福の最期」に他なりません。

さてここで、「失意の日々」がなぜ「至福の最期」へと至るのかを考えてみましょう。

●失意とは希望がない状態のこと

広辞苑によれば失意は「望みをとげることができず、不満なこと。失望。」だそうです。例えば、病気、死別、離婚、失職などが該当するでしょう。他にも、いじめ、貧困、失敗、借金、倒産、災難など、一生のうちに人はどれだけ失意を味わうことか知れません。

それでは、このような失意を全く経験しないで人生の最終状態になった場合、はたして「至福」を感じるでしょうか。至福とは「この上ない幸福」（広辞苑）ですが、失意の経験がない人は至福も体験できません。至福とはあくまでも比較の結果からもたらされる感覚だからです。つまり、失意の体験がない人は至福の経験もできないということになります。で

14

すので「失意のない人生に至福の最期はない」と言い切れるのです。言い換えれば、失意経験のない人はいないでしょうから、すべての人は生き方次第で至福の最期を迎えられることになります。

　ここでもう少し失意について掘り下げておきましょう。

　失意の状態にあるときは、不安の気持ちや心の不安定、あるいは感情のコントロールができない状態に陥っています。このようなときにはその原因を捨てることが必要です。例えば次のような原因があります。

① 　「あなた」自身に原因がある場合

② 　「家庭」に原因がある場合

③ 　「職場」や「学校」に原因がある場合

④ 　「社会」に原因がある場合

⑤ 　「将来」に原因がある場合

①は怒り、欲望、不和、不義理、嫉妬、プライド、エゴイズムなどが該当します。

②は親子関係、兄弟姉妹、妻と夫、住まい、育児、家事、教育などが関係します。

③はパワハラ、昇進、肩書き、人事評価、激務、人間関係、定年などが思い当たります。

④は離別、病気、介護、格差、学歴、常識、不平等などが社会の理不尽

な場面として見えてくるでしょう。

⑤は老い、年金、終の棲家、生きがい、認知症、孤独、死への恐怖など
が将来への不安として挙げられると思います。

①の「あなた」自身に原因がある場合、自分に失意の原因があって
も「その原因を自分以外のせい」と考えてしまいがちですし、怒りや
欲望もあなたが作っているのですが、それに気づかないし気づこうと
もしない傾向が一般的です。

②の「家庭」に原因がある場合、本来家庭とは家族が一緒に生活を
共にする場所なのですが、家族が不仲になってしまうと、その家庭で
営まれる育児や家事、子どもたちの教育や自分たちの仕事にまで当然
のことながら悪い影響が出てくるものです。

③の「職場」や「学校」に原因がある場合、職場は自己実現の場であ
ったり生活の糧を得るところであったりする一方で、組織にはヒエラ
ルキー（序列）があり、これが職場での問題になるケースがあります。
また、学校はすべての人に「等しい学校教育」を受けさせることなど
物理的にできません。

④の「社会」に原因がある場合、不条理は社会の側面という理解が
必要です。そもそも「安全」「安心」な社会なんてないのですから。そ
れでは、理不尽なのは社会か自分か、どちらでしょうか。それは自然
界に答えがあります。動物も植物も極めて利己的に生きています。人
も動物なので利己的な本能がプログラムされているのです。そのため、

理不尽でない社会を築くためにはかなりのバイアス（反対方向の力）を自身にもかける必要があります。

　⑤の「将来」に原因がある場合、高齢者が歳をとれば将来どうなるとか、若者が年金を将来受け取れるかどうかという不安もあるでしょう。

　それでは、①〜⑤に書いた原因を捨てるにはどうすればいいのでしょうか。

●捨てることは「仕切り直す」こと

　①は自分自身に原因がありますから、自分の中にあるエゴイズム（利己主義や自己中心主義）を捨てることです。そうすれば、人は「寛容」になり心も軽くなります。

　②は家庭が原因ですから、家庭すなわち血縁のない夫婦同士と血縁がある親子の集まりということになりますが、最近では血縁とか同居とかにこだわらない家庭も増えています。いずれにしても、家族の関係は「奉仕」で成り立っていると理解することで家庭内のトラブル原因を捨てることができます。

　③の原因は職場です。職場は労働に対する対価をもらう場所と考える人が多いでしょうが、私はそう思っていません。職場は「貢献」する場所だからです。職場から貰うより先にあなたが職場に与えることです。

④は社会が原因ですので、それを捨てるには「安全・安心という考えを捨てる」ことです。社会も我々人も理不尽なものだからです。

⑤は将来を考えることが原因でおこる不安ですので、将来に代えて「現在」をどう過ごすかと置き換えるだけで将来への不安はほとんどなくなります。

■完全に生き切ることが至福の最期の条件である

前項では、至福の最期は失意の日々から生まれることについて書きました。本項では、「生を完全に生き切る」ということについて書きたいと思います。

ここで言う「完全に生き切る」というのはやり残したことがないということです。つまり、生を完全燃焼した状態のことを指しています。以下具体的に見ていきましょう。

●最期が至福なのは生をすべて生き切ったから

例えば、次のようなことは人生でのやり残し、つまり後悔に当たるかも知れませんね。

➤　他人と比較しながら生きてきた

➤　他人よりも自分のために生きてきた

➤　家族にあまり優しくすることもなく生きてきた

➤　不安や心配事が多い人生だった

➤　所属する組織や上司の機嫌をうかがいながら生きてきた

➤　偽りの自分を捨て去れない人生だった

　これらはほんの一例ですが、このような状態では確かに至福な最期を迎えるのは難しいでしょうね。それであれば、次のように生きたらどうでしょう。

➤　他人と自分を比較しないし他者の評価もしない

➤　自分よりも他人のために生きる

➤　家庭の大切さを知って家族と共に生きる

➤　不安や心配事を常に遠ざけて生きる

➤　組織や上司に迎合せず自身の信念と価値観に沿って生きる

➤　うその自分を捨ててなりたい自分になる

　ちょっと考えてみてください。これらはすべてあなたひとりで出来ることだということを。相手の同意や了解などは必要ないからです。つまり、生きるということは周囲にしてもらうのではなく、あなた自身の判断ですることなのです。以前書いた拙著『リセットの法則』（内外出版社）のなかで私は「自分がなりたい人生」はうその自分を"捨てる"ことから始まる！として以下を挙げました。

【以下『リセットの法則』から引用】

➤　心の声に耳を傾ければ、本当の自分が見えてくる

➤　「なりたい自分」と「うその自分」を見分ける

➢ リセットなくして人生 100 年時代などあり得ない

➢ 人生途中には大胆な寄り道、休息、癒やしがないと続かない

➢ 敷かれた人生のレールから途中下車する

➢ ただ捨てるだけではダメ。ヴィジョンを描いて捨てる

➢ 5 G、IoT、AI の技術進歩を使うとリセットしやすくなる

➢ リセットで成功する人と失敗する人には違いがある

【以上『リセットの法則』から引用】

　上記の引用をかんたんに要約すると、社会で通用している常識や慣習を鵜呑みにせず自分の考えや信念で行動せよということです。

　例えば、学校では偏差値で生徒を比較し、偏差値が高いというだけで名の知れた大学へ入学し、その大学を卒業したというだけで大手企業や中央官庁に就職するというパターンがあります。就職が決まるころに当人はすでに消耗して疲れ切っており、そこからまた今度は出世競争が定年まで始まることになります。

　入学や就職が目的になっていて自分の人生が見えてきませんね。社会のレールに乗った無難な生き方ではありますが、少なくとも情熱を燃やせるような魅力ある人生ではありません。

　そんな社会環境のなかで、技術の進歩やコロナの世界的な蔓延、さらに地域戦争と世界情勢があわただしく変わり、今までの常識や社会規範もがらりと変化しました。この変化は今までの人生をリセットする絶好のチャンスに違いありません。このチャンスを利用して過去の

人生を仕切り直し、やり残しのない方向へと舵を切ることが必要です。

●最期の生き方次第でそれまでの生の意味も変わる

　先に後悔の多い人生について書きましたが、今までの後悔は全く気にすることなどありません。なぜならば、それはあなたにとって既に過去だからです。

　今までの生き方に悔いがあるのならば、悔いが残らない生き方に今日から変えればいいのです。自分を他人と比較しながら生きてきたことに悔いがあるのならば、今日からは他人と自分を比較しない生き方をすればいいし、他人よりも自分のために生きてきたことを悔やんでいるのであれば、今日からは自分よりも他人のために生きてみるということです。

　そのように自分が変わることによって、今まで感じていた悔いは過去のものとしてなくなってしまいます。それは悔いではなく人生途上の学習成果として残るでしょう。いままでの生き方が悔いのある人生だということに気づいたのですから。

　ここでちょっと本項の要点を纏めておきましょう。

➤　「完全に生き切る」とは人生のやり残したことがないこと

➤　やり残しがあると至福な最期を迎えるのは難しい

➤　「自分がなりたい人生」はうその自分を捨てることから始まる

➤　常識や慣習を鵜呑みにせず自分の考えや信念で行動する

➤　今までの後悔は全く気にすることなく過去にはとらわれる必要もない

さて、ここでのテーマは「最期の生き方でそれまでの生の意味も変わる」ということです。これは、死の直前までどうしようもない生き方をしてきたとしても、最期の生き様によってそれまでの人生をも塗り替えられるということです。

　例えば、家族や医療スタッフに囲まれながらまもなく旅立つ人が、これまではどうしようもない人生だったが死の間際に周囲へ労いの言葉を発したり社会への感謝を表したりすれば、その本人が真で今までが偽の人生だったことになります。一方、最期に及んでも周囲の人々を批判し、社会への不平不満を言い続ける人に至福の最期などあり得るはずがありません。そのような御仁は向こう岸でも同じ人生を歩むでしょう。

　「終わり良ければすべて良し」というのは人の最期にもあてはまる言葉です。

■至福の最期を迎えるには人生の仕切り直しが必要となる

　我々の人生には苦悩と失意がつきものです。病気、別離、失敗、借金、貧困、事故、災害、災難など。こうした状況の中で私たちは一喜一憂しながら生きている存在なのです。憂いの中にあっても喜びを探しながら日々の生活を営んでいる存在なのです。

　それには当然のことながら、苦悩や失意を乗り越える手段が必要となりますね。そのノウハウの一つが「本来の自分を見つける」ことです。

● 「本来の自分」で失意を乗り越える

　本来の自分とは、社会の常識や以前からの慣習、皆と同じでなければならないという同調や組織内での妥協などといった既成の概念から解き放たれた自身の価値観や世界観、あるいは信念や哲学にもとづいて自由自在に行動し生きている自分のことです。

　ここで言う「本来の自分」があると、苦悩や失意の状態に陥っても自身の生き方まで見失うことはありません。例えば、自分が病気に罹ったとします。それも完治が難しいような病に。そのとき、あなたならどうするでしょうか。絶望を感じるかも知れませんし、病気を機に人生を変えようと考えるかも知れませんね。

　病という失意を乗り越えるには自分の価値観や信念に沿って自身の病気と対峙するとか共存するなどして過ごす覚悟が要りますが、自分の考えに自信があれば病後は良好な結果をもたらします。治療というのは心の持ち方によって予後が良かったり悪かったりするからです。

　また、大切な人との死別や好きで結婚した相手との離婚など別離の場合にも自分の理念や哲学がしっかりしていると人生の仕切り直しは容易になります。

　年老いた親が老衰で亡くなるのは自然のことなのでその悲しみは一時的なものに過ぎませんが、子どもが先立つとか現役世代の配偶者が世を去るというのは心の痛みが大きくなります。

　ただこの場合、若き者が先立つとか同世代の連れ合いがいなくなるの

は耐えがたい苦しみを伴いますが、なぜそうなったのかを理性的に考えて理由を納得すれば時の経過とともに心の痛みも次第に和らぎます。理由が分からず、恨みつらみや怨念だけが残っていると失意は乗り越えられないでしょう。遺恨の念は本来の自分の姿ではないからです。

●仕切り直したあとの自分が本来の自分である

「本来の自分」と書きましたが、本来の自分とは心の声に忠実な自分のことです。学校で試験の点数を気にしたり、社会常識を当たり前だと思っていたり、会社や属する組織内での評価を気にかけたり、そんな自分は本来の自分ではありません。そこには自身の価値観や世界観、信念や哲学がないからです。

このように本来の自分というのは、打算や世間体や見せかけといった似非の仮面をはがしたときに現れる自分のことです。その姿は、自身が失意に陥り何とかその状態から脱出したいというときの方が人生は仕切り直しやすくなります。人は立ち直ろうとする方向に人生のベクトルが作用するからです。

ここで唐突ではありますが、エントロピーの法則を考えてみましょう。高校の物理で聞いたことがある人も多いと思いますが、この法則は熱力学の法則で、自然の現象は常に無秩序な方向に向かっていて放っておくと秩序ある状態には戻らないという経験則です。

例えば、熱いコーヒーを部屋に置いておくと次第に冷めて室温と同

じ温度になります。一方、冷めたコーヒーを部屋に置いておいても熱いコーヒーになることはありませんね。

ここでエントロピーという言葉ですが、この言葉は無秩序な状態の程度を定量的に表す概念で、エントロピーが高いほど無秩序の度合いも高く、エントロピーが低いほど秩序が保たれた状態ということになります。

部屋に置いた熱いコーヒーがしだいに冷めて室温になるのは、エントロピーが高く無秩序な状態に移行したのであり、熱いコーヒーの状態はエントロピーが低く、秩序が保たれている状態と言うことができます。

さて、このエントロピーは物理法則ですが、人のような生物についてはどうでしょう。我々は死に向かってエントロピーが高い方向に進みながら生きていることになります。そして、エントロピーが究極的に高い状態が死です。エントロピーの法則は不可逆的（再び元の状態へは戻れない）ですから、死者が生き返ることはありません。

つまり、人間のような生物は食事などで常に外からエネルギーを吸収してエントロピーが低くなる状態を保ちながら物理学の法則に逆らって生命活動を維持していることになります。

人生を仕切り直すということは、高くなりすぎたエントロピーをいったん下げることに似ています。冷めたコーヒーは自発的に元の熱いコーヒーには戻りませんが、人間の気持ちや心は一度冷えても自発的に温かい気持ちや心に変えることができます。その方法が、人生の仕

切り直しなのです。

■最期というのは最後という意味ではない

　最期も最後もともに「さいご」と読みますが、両者には大きな意味の違いがあります。「最後」が単なる物事の終わりであるのに対して「最期」にはもっと大きな背景があるからです。

　例えば、「時代の最期」、「文明の最期」、「歴史の最期」など潮流の終焉や「人生の最期」、「男らしい最期」、「非業の最期」など時代や人々がそのときに至るまで営んできた壮大な背景が感じられます。

　一方の最後は、「一章の最後」、「学期の最後」、「行列の最後」といった風に最期とは違って一度だけの終わりではありません。要するに、人の死は最後ではなく最期でなければならないのです。人生という大きな営みが背景にあるからです。

● 「最期」は宇宙からも影響を受ける

　このように、大きな営みを持つ最期はしかも一度だけしか訪れません。最後のように何回も繰り返せない。だからこそ最期の重みは深遠なのです。

　それでは、何が深遠なのでしょうか。広辞苑によれば深遠とは「内容が奥深くて容易にはかり知れないこと。」とあります。人の最期で例えるならば次のようになるかも知れません。

- ➢ 彼は深遠なる状態でこの世を去っていった。
- ➢ あの世の深遠さは想像すらしがたい。
- ➢ 生命の深遠さは科学技術の進歩だけでは解き明かせない。
- ➢ 生から死への移行は医学だけで理解できない深遠さがある。

　また、「最」にはこの上ないという意味があるし、「期」には定められた時間なので、最期は「この上ない時間」と読むこともできます。そして、この時間はたった一度限りで再び訪れてはこない時間なのでより深遠さを増すのです。

　このように、一度しかないこの上ない時間である最期を至福の状態で過ごすことは、それまで営んできた生を彩ることにもつながってきます。人生は「生活の質（QoL: Quality of Life）」よりも「最期の質（QoD: Quality of Death）」で決まるからです。

　さて、最期の質は必ずしも本人だけで決められるわけではありません。そこには当然のことながらその本人を取り巻く社会が影響します。最期を迎えようとしている人の家庭や家族、それを包括する地域社会、そしてその人が属する国や地球。以下の包含関係のようにさらには宇宙とも関連してきます。

　　個人⊂家庭・家族⊂地域社会⊂国家⊂地球環境⊂宇宙空間

例えば、個人は関係の程度にもよりますが家庭や家族に依存します。そして、家庭は地域社会や国と関係します。その国も地球環境や国際情勢からの影響を受けるし、地球は宇宙の変化をダイナミックに捉えながら進化している存在です。

　したがって、個人だけの対応で至福の最期が叶うわけではありません。例えば、戦争状態にある国で期待する理想の最期を迎えるのは無理でしょうし、地震や津波、豪雨や台風などの自然災害で命を落とす人だっているわけですから、地球環境も最期に影響します。

　また、宇宙にはアルファ線やベータ線といった粒子放射線やエックス線やガンマ線のような電磁放射線などの宇宙線が飛び交っており地球にも降り注いでいます。したがって、これらによる直接的あるいは間接的な影響は最期にも及びます。

●「最期」か「最後」のどちらで死ぬかは社会が関係する

　最期を迎える場合、あなたの選択肢としては家か病院か、一人か複数の人に囲まれてか、どんな衣服や格好で、葬儀はするのかしないのか、するとすればどのような埋葬スタイルでするか、墓は要るのか不要なのかなどです。そして、このような選択ができるのは日本の国がそれらを実現できる次のような社会システムを用意してくれているからです。

【最期の場所は家か病院か】→多くの人は長年慣れ親しんだ自分の家を最期の場所にしたいと考えるでしょう。しかし、例えば家や外出先

で急に倒れ病院に救急搬送されれば、退院しない限り家には戻れない
でしょう。家を最期の場所にできるというのは、自分の世話がある程
度可能な状態であることが必要です。そのような状態になければ在宅
で医療を受けられるような選択をすることもできるでしょう。

【最期は一人か複数か】→お一人様の老後の延長で最期もひとりがい
いという方も増えてきました。この場合でもある程度の世話が自分で
できなければ難しいと思います。最期の直前までは一人で生活し、い
よいよというときには医療者や家族を自宅に呼んで旅立つという方法
もあるでしょう。

【最期はどんな衣服や格好で】→死の直前までお気に入りの服を着て、
そのままの姿で入棺することはできると思います。あるいは、あらか
じめ納棺師に頼んでおいて旅立ちの際に衣装を着せてもらう方法もあ
るでしょう。

【最期の葬儀スタイルは】→昔から続く一般葬、すなわち通夜、告別
式、火葬、納骨といった一連の儀式からなる埋葬方式は親類との付き
合い方や寺との関係や費用面で次第に減りつつあります。それに代わ
って、樹木葬や海洋散骨といった類の葬儀スタイルがポピュラーにな
りつつあります。これも時代背景があるので自分の好みのスタイルで
決めましょう。

【最期の後の墓は】→墓仕舞いや寺と檀家の関係を解消するなど、墓の形態も変わってきました。室内のお堂に小さな棚をいくつも作り、そこへ納骨して永代供養をしてもらう形式も増えました。これですと、墓の区画を借りて墓石を買って建てることもなく、墓参りや法事などの負担を減らすことができるので墓守だって減少する時代には流行る墓の形かも知れません。あるいは、合祀してもらうことで自分や先祖代々の墓を持たないという選択もあるでしょう。

　以上は個人の選択肢ですが、その選択肢を用意してくれているのは社会であることから我々の最期は社会にも関係します。そして、その社会の中でも最も身近にあるのが地域社会です。

■地域社会に至福のカギが眠っている

　あなたは自分が住んでいる街の町会や自治会に入会していますか。人によっては私のように地元神社の氏子や菩提寺の檀家になっているかも知れません。
　これらの組織に属する利点には次のようなものがあります。
【町内会】→近所にどのような人たちが暮らしているのかが分かり、交流も出てくるので家という閉鎖空間から町という開放空間へと気持ちの広がりと行動範囲の拡大が得られる。夏祭りなど町内会の行事に参加すれば交流の輪はさらに広がる。

【氏子】→新年の祈願祭、2月の初午祭、季節の例祭など祭りごとを通じて異次元（神界）とのルーティンが築け、氏子同士での何気ない会話から思ってもいなかった気づきがあることもある。また、単なるパワースポットにとどまらない神社は町のアイデンティティーとしてそこに暮らす氏子たちの象徴ともなる。

【檀家】→葬儀や法要が必要になった場合には寺に任せることができる。なお、檀家というのはひとつの制度ではあるが、人を救うのは制度ではなく人であるというという理解が檀家である。また、檀家には優先的に先祖を供養してくれる専門家（寺）がいることで、家族や先祖の死後に対して安心感を持つことができる。

　なお、町内会や氏子、檀家のいずれにしても僅かではあるが会費や管理費がかかります。また、そのような組織への参加や役割を煩わしく感じる人もいると思いますので、自身のライフスタイルに合わせて地域社会を楽しんでください。

●地域社会はひとつの大きな家族である
　人生にはいくつかの節目があります。例えば、就学、就職、起業、結婚、出産、育児、療治、介護、葬儀など。これらをすべて家庭内の出来事として対処することは困難ですし不可能です。
　それならば、これらの仕事は地域にも分散させて手伝ってもらえば

いい。地元の自治体にはその相談窓口がありますので先ずは相談してみることです。

　地元には学校があり、保育園があり、病院があり、企業があり、介護施設があり、葬儀屋もいます。要は、地元を大きな家族と考えることで人生の負担は大きく軽減します。

　地元にほとんどの施設があるにもかかわらず、小中学校は電車通学で私立の学校に子供たちを通わせ、自分は地元から離れた大手企業に就職し、出産は皇族が行くような病院を選び、まさに私自身がやってきたことです。

　だから言うのではありませんが、いまの私には地元と地域社会に身を置くことが実に快適なのです。海外出張がほとんどであった社会人時代の私は日本の家にいることも少なく、まして地域社会とのかかわりは皆無でした。

　この流れは定年退職を境として徐々に地元や地域社会へ軸足が移ってきました。60歳の定年からおよそ10年が経とうとしていますが、いまでは町会の役員にもなって毎月のゴミ拾いや掃除で街を奇麗にし、夏は校庭の芝刈りや冬には火の用心の夜回りなど地元地域での社会活動を満喫しています。

　私にとってこれら活動から得られる最大の利点は、すべてが無報酬のボランティア活動にあります。報酬をもらわなければ、活動の結果が多少悪くたって誰からも苦情や文句はきません。作業の後に返ってくる言葉は必ず「ありがとう」。Give and take. ではなく Give and give.

が地域や家族の関係を保つには不可欠だと思いました。これは、その地域の大きさにかかわらずです。

このような地域社会にかかわりを持ちながらそこに身を置くことは、最期のときが来た時にも今度は地域社会があなたに寄り添ってきます。地域というのは地元情報が良きにつけ悪しきにつけよく耳に入ってくるので、あなたに何か起これば誰かが助けに来たり支援の手を差しのべてくれたりします。まさに「積善の家に余慶あり」です。

●自分の徳を地域社会に備蓄する

地元の地域社会には人生の先輩方や特定の分野を専門として仕事をしている人々、行政でのサービスや町の安全に携わっている人たちなどがいます。我々の生活はこれらの人々によって支えられているのです。

このほかにも、町のスーパーや飲食店、店舗や交通・通信を運営してくれる人々などがいて地域社会が成り立っています。

このように、我々が地域から受けている恩恵を挙げただけでも次の程度はすぐに思い当たるでしょう。

【自治体】→戸籍、国民保健、税や年金、福祉と生活支援、ゴミの収集や住環境の整備、防災や防犯、生涯学習の支援など。

【保育・学校】→育児支援や教育機会の提供。

【店舗】→食品や日用品、文房具や衣料品などの販売。

【交通・通信】→移動手段や通信設備の提供。

【消防・警察】→災害時や事故時の救助や救急搬送および消火活動、犯罪の防止や事件の捜査や交通整理。

【医療・介護】→健康管理や病気の治療、要介護者への世話。

　一方で私たちは地域社会に対してどんな貢献をしているでしょうか。税金を払っている程度では受けている恩恵の方がはるかに大きいです。社会人として世の中のために働いて社会貢献している人も大勢います。それらをカウントしても人が一生の間に受ける恩恵の方が社会に一人が与えることのできる貢献を上回ります。

　広辞苑によると徳は「道をさとった立派な行為。善い行いをする性格。身についた品性。」とあります。気品、理性、温情、忠誠、誠実、謙虚などは徳をさらに分類した名目と言えるでしょう。

　この徳をもって社会に恩返しをすれば社会もあなたを放ってはおかないはずです。恩を返すという気持ちがあなたにあってもなくてもそれは問題ではありません。社会も生き物ですからあなたの気持ちよりも行為を必要としています。徳の備蓄が多いほど、至福も大きなものになります。

　さて、徳について書いてきましたが、徳どころか反社会的に生きている人たちもいます。それは人それぞれの生き方ですから私がとやかく言うことではありませんが、そういう生き方は社会から孤立して一人になります。

　私は、孤立自体は大した問題ではないと思っています。というのも、孤立は他から離れて一人だけでいる一方で対立するものもありませんから社会への迷惑もたかが知れています。

　ところが、孤独になると簡単に社会には納まりません。孤独な状態では精神的なよりどころとなる人もいないし、心が通じあう友人などもなく寂しいので、本人の社会活動も限定されてしまい、社会からの問いかけや支援も難しくなるからです。

　その最たるものは「孤独死」です。孤独死という言葉は日本で高齢化が問題化した 1970 年代から使われるようになった造語なので明確な定義はありません。

　ただ、はっきり言えるのは、孤独死は一人暮らしの人が自宅などで誰からも看取られることなく自身の疾病による急死や転倒などの事故、あるいは入浴中の溺死によって助けを呼ぶこともなく死亡する状況を指します。

　特に、死後の日数が経ってしまってから腐乱状態で発見されることもありますので、その後の処理を担う社会や自治体にとって大きな負担となります。

　地域社会とのかかわり方によって、至福か地獄かが決まってくるのです。

■至福の最期に孤独死はふさわしくない

　前項では孤独について触れましたが、例えば、玄関から一歩外に出ても挨拶をする人もいなければされることもない。声をかけられたりするのはスーパーのレジ係や居酒屋の店員だけ。何と寂しげでつまらない生活なのでしょう。

　そもそも、孤独の状態で生活と言えるのでしょうか。広辞苑によると生活とは「生存して活動すること。生きながらえること。世の中で暮らしてゆくこと。」とあります。活動、世の中、暮らしというのが生活のキーワードになるのではないでしょうか。つまり、「活動して生きる」のが文字通り生活だと私は思います。

　それでは、人はどのようにして孤独死に至るのでしょうか。

●孤独死の原因は6割以上が病死である

　厚生労働省など公的機関の統計によると、孤独死の6割以上が病死です。その次に自殺と事故死と続きますが、2割以上は原因不明になります。

病死＞原因不明＞自殺＞事故死

　病死の内訳で目立つのは、心疾患、脳血管疾患、肺炎、老衰、がんです。これは、家に居て体調が急に悪化したために助けを呼ぶ時間が

なかったり、ひとりで病院へ行けずに死に至るケースです。

　なお、このような疾患は生活習慣の乱れからくることが多く、一人暮らしの高齢者が不規則な食生活や運動不足などで生活が乱れ近所との付き合いもないことから孤独死となるケースが多いです。

　次に、自殺による孤独死の割合なのですが、孤独死全体からみれば1割程度で病死に比べるとかなり低いことが分かります。なお、60歳以上の高齢者が自殺に占める割合は1割程度ですが、自殺が原因による孤独死は20歳代から50歳代が約9割を占めているのです。

　事故死は孤独死の中で1〜2%程度ですが、風呂場で転んで頭を打ち気を失ってしまったり、冬場の入浴でヒートショックを起こして亡くなるなどが事故の原因として挙げられます。

　内閣府がまとめた令和3年版高齢社会白書によると65歳以上の単身世帯数は2011年が4,697世帯であるのに対し2019年が7,369世帯と1.5倍以上に増えていることが分かります。

　この増加理由には以下が考えられます。

【未婚率の増加】→2000年以降に生涯未婚率が急激に増えていることからそれに伴って一人暮らしの高齢者も増える。

【人と接触しない生活】→インターネット、コンビニ、宅配などのサービスによって人と接触しなくても生活が可能になった。

【貧困の増加】→高齢の年金生活者が貧困状態になってアパートにも

施設にも入れずにやむを得ず一人暮らしに陥る。

　それでは、かかる孤独死を減らすためには何が必要なのでしょうか。次のようなことが考えられます。

【訪問サービスの利用】→訪問介護や訪問看護、あるいは訪問診療などを利用して、本人に何らかの異変が生じたときにも容易に気づいてもらえる状況にしておくことができる。

【社会活動への参加】→社会と地域とのかかわりを持つことは万が一何かが起きた時でも助け合いの関係になれる。

【施設やデイサービスの利用】→施設内で孤独死することは考えられない。また、デイサービスは自宅での生活を中心にして必要に応じた利用が可能となる。

【自治体サービスの利用】→食事の宅配や安否確認サービス、緊急通報装置の貸し出しなど、比較的低価格でサービスが受けられる。

　以上は孤独死の原因と対策について書きましたが、孤独死に陥りやすい人の傾向も分かっています。それは、高齢で家事が苦手な男性です。

●高齢で家事が苦手な男性に孤独死の傾向がある

　ここで言う高齢とは60歳代のことです。孤独死で最も多いのが60代で全体の約3割を占めます。これは、60代ではまだ健康だと感じて

一人暮らしでも仕事をしている人は多く、突然の事故や急な病気など
で孤独死になる場合があります。他方で、70 代になると健康面で不安
を持つ高齢者は自ら家族と一緒に暮らしたり施設に入居したりする人
が増えることから、70 代の孤独死の方が 60 代よりも少なくなるので
す。

　さて、それでは家事が苦手な男性に孤独死の傾向があるのはなぜで
しょうか。ちなみに、孤独死者数の男女別割合で男性が占める割合は
約 83％で、女性の約 17％を大きく上回っています。これは、かつての
日本社会で女性が家事を担い男性は外で働き報酬を得ることが一般的
であり、そのことがいまの男性高齢者が家事を苦手とする理由です。
　そのために、男性高齢者が何らかの理由で一人暮らしになってしま
うと料理を含む家事が不得手なことから生活の質が低下し健康面でも
悪影響が出てきて、最悪のケースは孤独死に至ることになるからです。
　特に、現役時代は会社の役職に就き、定年になって地域社会とも交
わらないような男性は要注意です。現役時代には部下や企業が指示に
従って動いてくれますが、組織を去れば誰からも興味は持たれません。
というのも、現役時代には個人の魅力で部下や企業が動いていたわけ
ではなく、単なる肩書きで付託されていただけの存在でしかなかった
からです。

　本項では孤独死をテーマにして書きましたが、そのような死に方を

しないためには人生に対する「情熱」が必要です。

■漫然とした人生と情熱の人生とでは最期の質が違う

前項では孤独死について触れましたが、その要因は漫然とした人生にあります。漫然というのは「心にとめて深く考えず、またはっきりとした目的や意識を持たないさま。」（広辞苑）とあります。そして、このような漫然とした生き方は戦後日本の高度経済成長期を生き抜いてきた人々によく見られます。

高度経済成長時代は次の特徴がありました。

➢ 現役時代と退職後の区切りがはっきりしていた。

➢ 戦争も終わって平和な時代になったという実感があった。

➢ 終身雇用制度でいったん組織に納まれば最後まで組織が面倒をみてくれた。

➢ 年金制度もできサザエさん家族が生活モデルとして定着した。

➢ 結婚や出産といった人生の出来事を抵抗なく受け入れられる個人の包容力があった。

それでは今はどうでしょう。高齢でも自分の目的をはっきり持って生活している人が多いことは私の身の回りを見ても分かります。その一方で、高度経済成長期を切り開いてきた人々が今や高齢になって漫

然とした日々を送っている方も大勢います。

　そのような方々には、人生に情熱をもって欲しいのです。

●情熱ある人生で最期の質を向上させる

　高度経済成長時代の特徴については既に書きましたが、いまの時代は高度経済成長期に対比して以下の特徴があると言えるでしょう。

➢ 人生 100 年時代とも言われて就業期間が長くなり退職の時期も不明確になった時代である。

➢ 世界では戦争が起こり日本もいつ火炎に包まれるかも知れないし国際情勢次第では物の値段や商品の販売も不確実で将来が予測不能な時代である。

➢ 働き方の多様化が進み従業員は終身雇用や年功序列といった過去の制度にもはや頼れず自分の責任で職を切り開いていく時代である。

➢ サザエさんモデルはなくなり将来もらえるはずの年金も期待できず平均寿命だけが延びているなかで老後の経済不安を抱える時代である。

➢ 生涯未婚が男性の約 25%であり女性が約 17%で出生率も 1.30 と低下傾向が続くなかで自分の人生設計が立てにくい時代である。

　このような時代を乗り越える秘訣はあなたの行動パターンを変えることです。心を閉ざし、何事にも興味がなく、やりたいことも分から

ないという人は、外に心を開き、何事にでも好奇心を持ち、とにかく何かをやってみるという態度の変化が必要です。

このように態度を変化させることによって、意外な出会いや思いがけない出来事に遭遇して人生がプラスのスパイラルに向くのは私の経験だけからではなく、学術論文でも知られています。縁が縁を生み、縁の連鎖が始まるのです。そうなれば、人生は情熱で満ちてきます。まず自分が変わらなければ周囲も変わりません。

情熱がない人生をずっと送ってきて、最後だけ情熱ある最期というわけにはいきませんよ。最期がよくなるためには、そこに至るまでの道のりを懸命に生きたかどうかによって決まるものだからです。その道程がたとえ失意の連続であっても。

●最期よければすべてよし

「終わりよければ全てよし（All's well that ends well.）」はシェイクスピアの戯曲ですが、終わり良ければすべて良しとは一般的に、「結果や結末さえ良ければその過程がどうあっても構わないし失敗なども問題ではない」と今では解釈されます。

これは最期でも同じで、どんな立派な人生を生きてきたと思っていても最後に非業な死を遂げたり悲惨な死に方でこの世を去れば、皆に惜しまれはしますが良い最期だったとは言えません。

病気にしても、苦しみながら亡くなるのと自然体で静かに死ぬのとでは、最期の状態からその人の人生全体までもが見えてくるものです。

不慮の事故や自然災害で命を落とす人もいるでしょうし、犯罪に巻き込まれて亡くなる犯罪死もありますが、このような死に方ではよい最期とは言えないでしょう。

　ではここでフィンセント・ヴィレム・ファン・ゴッホに登場してもらいましょう。あの画家のゴッホです。「ひまわり」や「糸杉」などの絵で彼をご存じの方も多いと思います。
　彼の人生は、失意の連続で最期も拳銃での自殺と言われています。生前に売れた絵は 1 枚だけとも評されていましたが、死後に彼の知名度は上がり、「情熱的な画家」とか「狂気の天才」といった人物像で語られるようになりました。
　そのような彼ですが、37 歳でこの世を没した後に単なる画家としてのみならず、偉大な芸術家として後の社会に高く評価され受容されていったのです。

　ここで、ゴッホの生き方に注目してみたいのですが、拳銃自殺の最期を遂げるなどは決して幸福な死ではありませんね。しかしどうでしょう。最期の瞬間だけをみれば確かに不幸と思えますが、最期と言うのはその瞬間ではありません。そこに至るまでの時間と、そこからの時間を含めて最期です。
　ですので、ゴッホのように没後彼が社会に与えた好影響までを考えると、ゴッホの最期は決して不幸とばかりは言えないと思います。こ

のように、彼が死後も後世の人々に愛され高く評価されたのは生前ゴッホが持っていた物事への「情熱」ゆえではなかったのでしょうか。

　「最期よければ」というのはこの世を去った後でもよい最期にすることができるし、そのような最期で生前の人生までもが良くなるということです。つまりは以下の図式になります。

【情熱のある人生】→幸福な最期

【情熱のある人生】→不幸な最期→没後に高い評価→幸福な最期

【漫然とした人生】→幸福ではない最期→没後も評価されない

　さて、至福の最期とか幸福な最期とかについて書いてきましたが、何が至福で幸福なのかは個人個人のテーマですから一人ひとり皆ちがいます。

　ただ、その根底には「社会貢献」というキーワードがあります。社会への貢献なくして、どんな人でも至福や幸福な最期は望めません。

■何が至福かは一人ひとりでみな異なる

　社会貢献が至福の最期を迎える鍵であると書きましたが、あなたは社会貢献と聞いたときに何を連想しますか。

　社会貢献というのは、簡単に言えば「公益に資する活動」のことですね。例えば、報酬を求めないボランティア、募金や寄付、災害時の緊急支援、地域の清掃、イベントの手伝い、町内の防火・防犯などが

該当するでしょう。

　また、国際的にみれば途上国での開発援助、難民・避難民の受け入れ支援など個人や組織を問わず社会貢献は可能です。

　このようにみると、自然界の人間は利己的だが、社会貢献という利他的な行動ができるのは我々が持つ固有の精神性に因るものと理解できます。

　至福が何かは個人個人で異なりますが、社会貢献という領域を設けることで至福への道筋が立てやすくなるものです。

●今日の過ごしかたで明日が決まり最期も決まる

　朝目覚めたとき、あなたはその日のことをまず考えますね。職場に行って仕事をする、あるいはしなければならないとか、休みの日ならば散歩に出かけようとか気に入った本でも読もうとかです。友達と会うかもしれないし、飲み会もありますね。農家でしたら田畑の管理や野良仕事でしょうか。寝てるという人もいますね。

　そして、今日の過ごし方は明日へとつながっていきます。今の仕事や行動が明日につながり、延いては最期のときに至るのです。

　この連続的な日々の流れの中で社会貢献を意識することはあまりありませんが、ほとんどの人は毎日の活動や行動の中で社会へ貢献しているのです。その仕事が反社会的でない限り。

　例えば普通の会社員を考えてみましょう。電車で職場まで行く、あ

るいはテレワークかも知れませんが、それによって鉄道会社や通信事業者の利益を助けています。そして、その利益は交通・通信インフラの構築となって社会に還元されます。

　職場では他者や他企業と協力してビジネスをこなし、昼休みや退社後には食事や飲んで帰るかも知れませんが、国の経済活動に貢献しているのです。

　休みの日には家でのんびり過ごして英気を養う人もいますし、地域でのボランティア活動に精を出す人もいます。どれもこれも、立派な社会貢献です。家でのんびり過ごすことがどうして社会貢献かと思われる読者もいるかと思いますが、疲れた時には休んで自分の健康を良好に保つことは、医療経済の観点から見ても社会貢献なのです。社会に負担をかけないということも社会貢献だからです。

　このように、我々は日々社会貢献をして生活し、最期へと向かいます。ということは、日々の過ごし方で最期も決まっているのです。

　ただ、いくら毎日が社会貢献と言っても、不機嫌な日々を過ごし、他者や社会に対して不寛容な生き方では最期が幸福とは思えませんし、自己の不摂生がもとで限られた医療資源を当たり前のように使い、病床で病と闘う毎日では幸福な最期が訪れるとも思えません。

　幸福な最期を迎える条件の一つが社会や他者に対する感謝の気持ちです。

● 「感謝」なくして至福の最期はありえない

　2000 年以降に行われた調査では感謝する人ほど幸福感を抱き、自分の生活や社会に満足していることが示唆されています。また、感謝と幸福感との間には相関関係が見られることも複数の研究で知られています。

　ですので、社会貢献に感謝をプラスして日々を過ごしてみてはいかがでしょうか。

　なお、感謝することと利他的な行動をとることとの間にも相関があることが分かっています。ということは、その利他的な行動が社会に良い影響を与え、結果的には感謝することが以下のように社会貢献と繋がっていることにもなります。

【感謝】→【利他的行動】→【社会貢献】

　私は、コンビニやスーパーに行ってレジで精算してもらうときには、係りの人に「こんにちは」と言っています。そして、精算が終わったときには「ありがとう」と言って立ち去ります。いつも行くコンビニでも初めてのお店でも同じです。

　これは何もレジ係のために言っているのではなく、自分が気持ちいいので言っているだけです。でも。こんにちはとか、ありがとうと言われて不機嫌になる人はいませんから、こんな声かけで相手も気持ちよくなるのならば一石二鳥です。

それに、感謝にはその身体的効用があって、感謝することによって実際次のような効果をもたらすことが知られています。

【フィードバック効果】→不安や心配事を抱えていたり、不機嫌な状態では感謝の言葉は出にくいもの。逆に、意識的に感謝することで今抱えている不安や心配事などネガティブな感情から解き放たれて穏やかな心の状態を保つ効果。

【スムーズコミュニケーション効果】→相手に対する感謝の気持ちがあるとお互いの会話が円滑になり協力的で協調的な人間関係が生まれる。相互の信頼関係も向上して相手に対する寛大さも増す効果。

【ディープスリープ効果】→寝る前に今日一日の感謝を思い出す。例えば「一生懸命働いた自分に感謝する」など感謝の対象は他者でも自分でもいい。こうすると、心の緊張が解けてリラックス状態で深い眠りに入れる効果。

【コネクション効果】→コネクションは「縁」の意味。感謝することによってもたらされる良好な対人関係は人との縁を生み、さらに縁が縁を生んで縁の連鎖となる効果。

　感謝をキーワードにして、あなたのライフスタイルに合わせた独自の至福を考案してみてください。さあ、ここに「ライフスタイル」と書きましたが、これは人生に対するあなたの歩幅です。歩調と言ってもいいですが、無理をしないで進める人生の速度のこと、つまり「マ

イペース」です。

■マイペースこそが至福の最期を極上に仕上げる

　現代社会の中で自分流にマイペースの人生を生きるのは難しいと感じている方は多いでしょう。その理由は、生まれた瞬間から次のような社会のレールに乗せられるからです。

【保育幼稚園】→【小中高校】→【大学】→【企業／組織】

　学校では偏差値の点数で生徒同士が比較され、企業や組織においては出世競争でふるいにかけられ、定年後は現役時代よりも低い賃金で働くことが求められ、いよいよ身体的にも働けなくなると介護や医療の世話になって最期に至るというコースが定着しています。

　もう、こんな愚行はやめましょう。我々は社会の家畜ではないのですから。コロナ禍を経験して、人々の人生観や社会観は変わりました。そういう意味で、いまが自分の生き方を変える絶好のチャンスです。これまでの政治家や為政者ができなかった変革をコロナというヴィールスが地球規模で着実にやろうとしているのです。

　変革後の社会は、良く過ごした一日が安らかな眠りをもたらす社会であると思います。その予兆が感じられるからです。

●良く過ごした一日は安らかな眠りをもたらす

　あなたが過ごした昨日の一日は素敵な一日でしたか。そして、今日
過ごそうとしている一日は楽しい日になりそうですか。

　素敵か素敵じゃないか、楽しいか楽しくないかの分かれ目は、社会
のレールに乗って生きているか、自分で敷いたレールの上を走ってい
るかの違いです。

　では、自分でレールを敷くにはどうすればいいのでしょう。先ずは
教育です。少なくとも高校までは出ておいた方がいいとは大方が考え
ます。親も自分の子に対してはそう言うでしょう。そして、あなたの
考えはどうでしょうか。自分でレールを敷くとは自分の考えで信念を
持って行動することなのです。

　次に大学はどうでしょう。とりあえず行っておこうと考える人もい
るでしょうし、勉強するのは嫌いだから行かないという人もいるでし
ょう。その岐路でもあなた自身の考えが根本的に必要です。

　ここで、あの時はそう考えたが、いまはそう考えないとなるかも知
れませんね。あの時の気分や周囲の雰囲気でそう考えたということで
す。あの時にああしておけばと後悔すると思うかも知れませんが、そ
んなことはありません。気が変わったときには修正すればいいのです
から。自分で敷いたレールの上を走っている限り、人生の修正はいつ
でも何歳になってもできるのです。ちなみに、私が東大大学院に入学
したのは57歳のときでした。

50

　これが、社会のレールに乗っているとそうはいきませんよね。
社会のレールは人生のタイミングを求めます。何歳で学校を卒業した
ら就職し、何歳ぐらいまでに役職に就いて何歳で定年退職する。社会
のレールに乗っている人たちは必ずしもそれを良しとしているわけで
はありません。周囲の同調圧力に屈してしまったり、自分にはっきり
としたヴィジョンや明確な信念がなかったから手っ取り早く無難な方
法で社会のレールを選んだのだと思います。

　自分のレールとは何も教育や仕事に限ったことではありません。人
生の多くの局面で自分のレールか社会の基準かで判断が必要な場合が
あります。例えば、医療では自分が病気に罹ってその治療法を選択す
る場合、医者の言う通りの治療を選ぶか、治療法について自分なりに
よく調べたうえで結論を出すかでどちらのレールに乗っているかがわ
かります。

　あるいは、家を買うべきか借りるべきかでも不動産屋の言うことを
鵜呑みにするのか、自分の考えに沿って判断するかの違いです。自身
のしっかりした価値観や世界観で物事を決められることが、自分のレー
ル上を走っているということなのです。

　そして、そのように自分のレール上を走っていると日々は爽快で安
らかな眠りにつくことができるはずです。

●自分流は「いい日旅立ち」へのグリーンパスポート

　一般旅券と呼ばれるパスポートは赤や青色ですが、緑色のパスポートがあります。これは公用旅券と呼んで官職の任務で渡航するときに発給される旅券です。

　私も、政府開発援助に携わっていたころにはこの公用旅券で何度か渡航したものです。この旅券は誰にでも発給されるものではありませんので、この類のドキュメントを私は「いい日旅立ち」へのグリーンパスポートと呼んでいます。発給条件の一つに「自分流」があると思うからです。

　自分流と言っても自分のやりたい放題を好き勝手に振舞うことではもちろんありません。社会のルールに沿いながら、社会への負担を最低限に抑えて行動することで自分流と言うことができます。ここで、自分流の解釈を次のようにしておきましょう。

【自分流】→自分流とは自身の価値観や世界観で世の中や社会を観察し、常識とか既成概念にとらわれることなく、周囲の同調や規範を疑問視して自分の確固とした考えや信念で行動すること。

　このような自分流で特注の人生を歩んできた人は、その終着時点で今までの生きてきた軌跡をどのように感じるでしょうか。それは、間違いなく極上であるに違いありません。

　第 1 章では「『至福の最期』は失意の日々から生まれる」というテーマで失意、仕切り直し、社会貢献、情熱、マイペースなどをキーワードにして書きました。

　人生を漫然と過ごすことなく、地域社会に溶け込んで日々を快適に過ごすことの必要性について触れ、周囲への同調や妥協ではなく自分の価値観や世界観で行動することの重要性について述べました。

　そして、人生は「生活の質」よりも「最期の質」で決まるとも書いて最期のあり方を強調しています。

　次の第 2 章では「がん患者の品格」を交えながら「至福の最期」までの歩き方について書きました。

第 2 章
患者の品格が「至福の最期」へ導く

■最期を迎えたい場所を考えてみる

　あなたはどこで自分の最期を迎えたいと思うでしょうか。厚生労働省が行った「令和元年人口動態」によれば、日本人が死亡する場所は病院が 71.3%、老健・介護医療院が 3.0%、老人ホームが 8.6%、自宅が 13.6%となっていて　約 7 割が病院で亡くなっています。

　一方、内閣府の調査では 50%以上の人が住み慣れた場所で穏やかに生きそこで最期を迎えたいと望んでいることが分かります。

　人口動態調査では昭和 20 年代の終わりまでは自宅で死亡する人が 8 割を超えていたのが、医療技術の進歩などによって病院で亡くなる人の割合が年々増加し、病院などで亡くなる人と自宅で亡くなる人の割合が逆転したのが昭和 51 年です。

　要するに、我が家で最期を迎えたいと思っていても現実には病院でということになることが多くなります。その理由は次のとおりです。
【患者や介護を受ける側として】

➢　「家族からの介護など受ける負担が大きいと思う」から

➢　「緊急時は家族に迷惑をかけるかも知れないと思う」から

【看護や介護をする家族側として】

➢　「自宅で最期を迎えることが本当にできるのかという不安がある」

から

➤ 「痛みで苦しんでいる時に病院ならば対処できるかも知れないという思い」から

➤ 「病院ならば 24 時間体制での看護や容体の変化に素早く対応が可能という思い」から

　数字で言えば、自宅での自然死を望む人が多くいるのに対して、上記などの理由により、その望みを叶えられている人は全体の約 10 数人に一人です。

●最期の場所はそこに至るまでの健康状態で決まる
　上記からも分かる通り、家で最期を迎えたいと思っている人に対して、その希望は約 3 人に一人しか望み通りにはなりません。
ですから、住み慣れた場所で最期を迎えるためには、健康を保ちつつも生物としての運命を受け入れる覚悟が必要です。
　つまり、医療に縛られることなく自身の自由度を最大限活用して、最期までの時間を積極的に生きることが大事なのです。医療に生かされるのではなく、自身の生命力で最期を迎えるという姿勢が必要です。
　そのような姿勢があれば、住み慣れた家で最期を迎えることも可能になるのではないでしょうか。

●最期の場所は自宅か病院かの二者択一では選べない

　人は最期に向かいつつあると、痛みが伴う場合があります。特にがん患者はその傾向が強く表れます。家で最期を迎えようと思っていた人でも、自宅療養中に痛みを覚えたら病院に行けばいいのです。最期の場所は、病状や治療によって変わりますから。でも、一番望ましいのは、最後まで健康でいることです。

　最期の場所を選ぶにあたって、次に纏めてみました。

【自宅】→自宅を最期の場所に選ぶ人が多い中で、そのためには自身の健康を最期まで維持する必要があります。自分で自分の世話ができなくなれば、介護状態になるからです。少なくとも介護状態にならないためには①自分で歩ける、②自分で食事ができる、③自分でトイレに行けることです。

　これらができなくなると、介護施設に行くか在宅医療や在宅介護になります。この状態でも、自宅での最期は叶いますので、どうしても自宅での最期を望むならば、在宅医療や在宅介護も視野に入れて最期の場所を選択すればいいのではないでしょうか。

　ただ、在宅医療や在宅介護を望むのであれば、自宅にもそれに見合った器具や道具も必要になることは留意が要ります。私でしたら、器具や道具に代えて絵画や書画を掛け、音楽や朗読を聴きながら家で最期を待ちますが。

【病院】→病院に入れば、病室の後は霊安室から葬儀屋へ行くことに

なります。病院では基本的に延命をしますから、家族がそれを拒否しない限り延命で最期を迎えます。本人が延命を望まないと生前に表明したとしても、例えば、自宅で倒れ、出血しているような状態で見つかれば、発見者は救急搬送を選択するでしょう。

　ですので、よほど強い表現で延命はしないと意思表示をしないと病院での死は避けられないのがいまの現状です。

　病院も自前の葬儀屋が地下の霊安室脇に備えられているところも多く、生から死への移行がとても円滑に行われています。亡くなった患者には看護師によるエンゼルケアが施され、家族と対面するまでの逝去時ケアを施してくれます。

　死者を葬儀所まで病院から見送るときに、看護師たちが線香を持って送ってくれる姿に家族としては涙が流れる思いすらします。

【介護施設】→介護施設は医療機関ではないので、医療行為はしないということを認識しておく必要があります。介護施設でも最期の看取りをしてくれる施設がありますので、自宅での最期が難しい場合には介護施設を利用することも視野に入れる必要があります。

　介護施設と言っても、民間の有料施設もありますし、自治体が運営する特別養護老人ホームもあります。いずれの場合でも入所費用が多かれ少なかれかかりますので、各自の経済状況に応じての選択になります。

　介護施設のいい面は、いったん入所させてもらえれば家族が介護す

る必要は全く要らないという点です。家で親の介護となると、子も相当の負担となるし、親の介護どころか自身の面倒や社会での成長が必要ななかで、いくら親だからと言って、その介護まではできないというのが本心ではないでしょうか。

　ちなみに、私の父は91歳で介護施設から大学病院に救急搬送されました。施設で大動脈瘤が破裂したからです。その状態で、施設は当然ながら救急車を呼びますね。そして、私が駆けつけると父は病院の集中治療室に横たわっており、翌日に亡くなりました。

　集中治療の状況で医師から家族として尋ねられたのは、延命をするかしないかでした。父からは延命するかどうかの希望は生前に聞いていませんから、私の価値観で延命はしないと答えました。

　このように、両親や自分以外の第三者が最期を迎えるときに、旅立つ人の意思を確認できない場合でも最期のお迎え希望を判断するためには、家族らが自分の価値観や世界観、ならびに死生観を持つことが必要です。

　私の場合、父の希望は生前に聞けませんでしたが、父最期のときは私の価値観で判断しました。そして、その後悔はありません。

■誰と最期を迎えるのかを思い描いてみる

　自分の最期を誰と一緒に迎えたいかは人それぞれでしょうね。家族

に囲まれてとか、愛人と一緒にとか、一人きりでとか。それぞれのケースについて考えてみましょう。

【家族に囲まれた最期】→病院であれ自宅であれ家族に囲まれて最期を迎えることはできます。ただ、あなたの希望と家族のそれが一致するかどうかは分かりません。普通の家族であれば、その一員が次の世に旅立とうとしているときには会って最期を見届けたいと考えるでしょう。

しかし、家族同士の関係性が良好でない場合には、旅立つ人もそれを送る家族も一緒に最期を迎えることを心では望んでいないかもしれません。形式的には立ち会うかも知れませんが。

家族に囲まれた最期を望むのであれば、普段から家族との人間関係を良好に保つ努力が必要です。最期はあなただけのものではなく、他者のものでもあるからです。

【愛人と一緒の最期】→このような最期を迎えることができるのは羨ましい限りです。ただし、愛する人と愛される人との関係性が課題となります。

純粋に、あなたの魅力がゆえに愛人としてあなたに寄り添うのは実に結構です。あるいは、あなたの財産を目当てに愛人というパフォーマンスを演じているかも知れません。

いずれにしても、愛人と称する人とあなたとの関係が問われるところです。常日頃からの人間関係を良好に保つことは、いよいよの最期

でも本領を発揮するものです。

【一人きりの最期】→このような最期はこれから増えるでしょう。核家族化が進み、一人暮らしの高齢者を多く輩出する現在では当然のことです。

　一人きりで迎える最期は多分自宅です。それも、在宅介護や医療などを受けている場合がほとんどでしょう。このような場合、本人が旅立った後のことを自身で整理しておく必要があります。大雑把に言って、物の整理、財産の整理、人間関係の整理です。

　物の整理は簡単です。遺品を残さないことで済みますから。財産の整理も簡単です。最期のときまでに使ってしまえばいいのですから。人間関係の整理はやや厄介です。知人や友人などに間もなく旅立つというメールや葉書を出したりして関係を整理する必要があるでしょう。

　多分、一番厄介なのはデジタルで蓄積したデータ類の整理ではないでしょうか。PCを開くときのパスワード、銀行やクレジットカードの暗証番号。本人が旅立った後でも、生前に取引があった関係先からはメールや手紙が来ます。それらをどのように処理するかを誰かに伝えておく必要がありますが、一人だとそれも難しい。

　そのときは、死後事務を扱う業者や信託銀行などにそれらの手続きをあらかじめ依頼しておくべきです。死んだ後に迷惑をかけないためにも。

ここまで最期を迎えたい人について3つのパターンを書きましたが、これだけではもちろんありません。そこで、「多死社会」について触れておきましょう。多くの人が亡くなれば、それだけ多くの種類の死があるからです。

●多死社会で望む最期を迎えるには準備が必要

　多死社会という言葉をよく耳にするようになりました。これは、高齢化社会の次に予想される社会形態のことで、高齢者が平均寿命に達することで日本の人口が減少していく時期をさします。

　総務省の統計によると、令和4年1月1日時点で日本人の人口は1億2263万8千人となり、前年同月に比べると62万2千人減少しています。減少幅も年々大きくなる傾向であることからも多死社会へ既に突入していることがうかがえるところです。

　一方、厚生労働省の令和2年人口動態統計によれば、死亡原因で一番多いのが「がん」、次いで「心疾患」、「老衰」と続きます。ちなみに4番目以降は順番に脳血管疾患、肺炎、誤嚥性肺炎、不慮の事故、腎不全、アルツハイマー病、血管性及び詳細不明の認知症となり、老衰と不慮の事故以外での死因は病死によるものです。

　以上二つの統計から分かることは、望みの最期は必ずしも希望どおりにはならないと言うことです。まして、希望する人と最期を迎えた

いなどは至難のようにさえ思われます。

　ここで、最期というのは単なる瞬間の出来事ではないという理解が必要になります。

●最期という瞬間があるのではなくそれまでの道のりが最期

　最期を瞬間から期間にして考えると、誰と最期を迎えたいかと言えば、最後のときが来るまでの人生で一番大切な人でしょう。それが家族であったり愛人や友人であるかも知れません。

　このように、最期とは言ってみればその人のそれまでの生き方を含んでいます。ですから、最期というのは人生の最終シーンまでの期間です。その最終回に至るまでには、看取り前の療養時期やその前の介護期間があり、さらにその前には介護など不必要で未だ元気な人生があったはずです。

　どんな状態で最期を迎えたいのかは、その人がどんな人生を生きたいのかということです。

■どんな姿や様子で最期を迎えたいのかを想像してみる

　最期は瞬間ではなくそれまでの道のりだと書きました。それならば、最期の瞬間だけをイメージしても正しい想像はできませんね。それはただの演技でしかないからです。

　どのような装束で、衣服をまとって、どのように最期を迎えるかは、

最期に至るまであなたが生きてきた人生によってほぼ決まります。大学で長年教鞭をとってきた先生は、アカデミックガウン姿で収まりたいと思うかも知れませんし、作家であれば着物姿が似合うかも知れません。

　このように、最期の姿はそれまで歩んできた人生の姿そのものであり、その姿で最期を迎えるのが一番ふさわしいのではないでしょうか。

　また、衣装の他にもどんな状態で最期を迎えたいかという希望だってありますよね。尽くした治療の果てに病院のベッドで最期を迎える場合もあるでしょうし、慣れ親しんだ自宅のお気に入りだった場所での最期だってあるかも知れません。ペットと一緒にというのもあるでしょうね。

　例えば、70歳代の人がいて、奇麗な歯で最期を迎えたいと思うとします。歯を歯列矯正したりホワイトニングをしたりして。別の人は、どうせ間もなく火葬になるんだから、そんなことをしても無駄だという考えもあります。結果的に奇麗な歯で最期を迎えるか、どうせ火葬するんだからになりますが、矯正といっても一年以上かかりますから、もしそれを望むならば時間も必要になります。

　ここでは、たまたま歯の話をしましたが、美容整形とても同じだと思います。つまりは、最期を迎える人が、どんな姿で最期を迎えたいかを想像し、それが叶う準備を今からでもすることが必要なのです。最期は瞬間ではなくそれまでの道のりだからです。

●思い出に沿って人生をたどると望む最期が連想しやすい

　子供のころから今日までには数々の思い出があります。断片的な思い出よりも時系列的に古い順から思い出してみると、これからの未来と最期までの姿がより鮮明に描けます。

　例えば次のように。

【幼年時代】→身体の機能が徐々に自立する時期。青少年期への移行にあたって人格形成の途上でもあり規範意識の形成や情操の涵養過程からくる思い出が残る時代。

【青年時代】→交友関係が広がり学業も進んで将来なりたい職業を模索する。感受性が高く各方面への興味が思い出として残る時代。

【社会人時代】→仕事によってキャリアを積む時代で多くの経験を経て知見も増す。結婚や出産、育児や子離れなどたくさんの思い出ができる時代。

【幸齢時代】→高齢時代ではなく敢えて「幸齢」。このほうが目に優しいので。仕事での現役時代を経験後の時期で、かつては忙しくてできなかったこともできるようになる。世界一周旅行をするなり大学で学ぶなどの思い出ができる時代。

　このようにすると、幼年期から今日までの時系列的な思い出の流れができるので、その流れに沿ったこれから最期までの望む姿が可視化しやすくなります。

　また、可視化しておくことによって、そのイメージに近づいた自分

が実現するようになります。

　なお、そうした思い出の中でも特に懐かしく感慨深い思い出がエポックとしてあるはずです。

●想像には人生のエポック（特徴的な時期）を抽出するのがこつ
　エポックというのは思い出の中でも特に印象に残っている記憶で、人生を画するような出来事のことです。例えば入学、就職、結婚、出産などがそれに該当するかも知れませんが、人それぞれですので決まったものはなく、各自の思い出をたぐれば出てきます。
　例えば私の場合、還暦間近で東大に入学したことはエポックの一つです。その後の人生に大きな影響を与えましたから。もしそのエポックがなかったら、いまごろはこの本も書いていないでしょう。
　このように、人生においてはエポックがいくつもある人もいますし、一つだけという人もいるでしょうが数の問題ではありません。なお、一つもないという人はいないと思います。ですので、このエポックを利用して最期の様子を想像できるのではないでしょうか。こんなエポックがある自分にはこんな最期がふさわしいと考えながら。

　さて、エポックといえば私にはもう一つのエポックがあります。がんに罹ったことです。これによってその後の人生が大きく変わっているのが分かります。

　がんと診断されたときには真っ先に余命のことを考えました。そして、この悪しきがんとどのように闘うかについてです。でも、途中で自分の考えの誤りに気づき、がんと共存する道に進んで17年が経ちました。

　共存で迎える最期と、闘いに敗れた後の最期とは同じ最期ですが雲泥の差があると思います。

■がん細胞との共存を考えてみる

　そもそもがん細胞といえども元は自分の細胞が変化したものなので、言ってみれば正常細胞とは兄弟姉妹の関係になります。ただ、変化の程度や仕方が独特なので身体のなかでは異質な存在として認知されます。ちょうど、反社会的勢力のように。

　だからといって、がん細胞を無理やり排除しようとすれば彼らも抵抗してくるでしょう。これは外交とよく似ていて、ある国がどこかの国を攻撃すれば、当然のことながら報復を受けます。がんも同じことです。

●がんと闘えば共倒れ

　そのようながん細胞ですから、手術、抗がん剤、放射線などで攻撃すれば、いったんは小さくなったり大人しくなったりするのですが、再発して復讐を試みるでしょう。そのくり返しで、患者は命を落とし

がんも死ぬことになります。つまり、共倒れです。

　それでは、共倒れの原因は何でしょう。以下に思いつくままを並べてみます。

【過度の期待】→これは患者側が、医者の言う通りに治療をしていればがんは必ず治るという期待のことです。期待することは構わないし、そのおかげで治療効果が増すことだってありますから。ただ、患者の期待通りにならなかったり、ならないことが見込まれた場合に患者の落ち込みも大きく、それをきっかけに衰弱して亡くなるというケースです。

【医療の傲慢】→医療が進歩したおかげで様々な治療法が研究され治療薬も開発されてきました。しかし、それらもすべてが万能ではなく、がんの方が優勢となりやがては患者を死に至らせるという場合です。

【情報の不足】→患者側に自身のがんに対する知識が不十分で、医療側から提供される治療を他の選択肢を考えることもなく受け入れることで、望みとは違う状態で死に至る場合です。

　いずれにしても、患者が亡くなればがんも死にますから共倒れです。そこで、もう一つの道ががんとの共存です。

●がんとの共存がベスト・ソリューション
　共存の第一歩はがんを攻撃しないということです。手術、抗がん剤、放射線といった攻撃的な手段でがんを扱わないことが共存では重要と

なります。

　ではどのようにしてがんと共存するかになりますが、それには複数の医者からの助言を受ける必要があります。そのアドバイスの結果、ちなみに私の場合は次の対応を試みました。

【抗がん剤は使わない】→最初の医師からは抗がん剤治療を勧められましたが使わないことにしました。というのも、当時の私は開発援助の仕事で各国への渡航が頻繁にあったため、とても抗がん剤治療をしながら仕事を継続することができないと判断したからです。それと、抗がん剤で自身の免疫機能を低めることにも抵抗がありました。

【分子標的薬を使う】→分子標的薬というのは、がん細胞などの特定細胞だけに作用する治療薬のことで、私の場合では初期治療の段階で数回の投与を行いましたが、副作用もなくリンパ節の腫れも見られなくなりました。

【経過観察で過ごす】→分子標的薬でがんは寛解状態（がんによる症状や検査異常が消失した状態）になりましたので、3か月に1回程度の経過観察で過ごしました。この間、検査結果に異常が出れば何らかの治療を行いますが、私の場合、最初の診断から既に17年が経過していますが、特段の異常はありません。

【高濃度ビタミンCを用いる】→これは、経過観察で腫瘍マーカー値が多少高くなったときに点滴で投与しました。投与の頻度は検査結果によって決めましたが、17年目の今では年に1回程度の投与で済んでいます。

　さて、がんと共存するためにはもう一つ知るべきことがあります。それは、「患者の品格」です。患者に品格があると、がんは患者にふさわしい振る舞いをするようになります。

　それでは品格とは何でしょう。それは、自分ががんに罹ったと知ったとき、その現実に対して臨機応変に対応できる能力のことです。

　つまり、この臨機応変という能力は、がんに罹ったときに最適な治療法を選択できる能力と言えます。これが、がんという病気の特徴です。心不全や脳出血などのように急に死に至る病とは違って、考える時間があるのががんの特徴なのです。

　この特徴ゆえに、がん患者は考えるという時間があり、考えの結果は品格が左右します。品格がある人は、がんに攻撃的な治療をしようとは思わないはずです。そのような患者を、がんも攻撃はしません。

　そしてもう一つ。それは、がんは悪性新生物と呼ばれるように生物です。しかも戦略をもって宿主である患者のなかで生きています。つまり、がんと患者がwin-winの状態となるためには両者の共存がベストな解決です。

このことは新型コロナやインフルエンザなどの感染症とは異なるところです。感染症の場合は、他者に感染させてしまえばウイルスにしてみれば宿主が死んでも構わないわけですが、がんはそれができません。宿主の死はがん自身の死を意味しますから。

ここまでの要点を以下にまとめておきます。
- がんを攻撃して闘えば患者もがんも共倒れになる
- がんとの共存が生き抜くための最適解である
- 共存には患者の品格が必要である
- 品格とはがんに罹ったときに最適な治療法を選択できる能力のことである

■がんも人を見る

「がんにも品格がある」というと唐突に聞こえるかも知れません。これは私の体験にもとづくことなのですが、がんと診断されてから17年間分のかなり詳細な検査データから気づいたことがあります。

抗がん剤による治療こそしていませんが、がんと診断されて以来、以下のようにかなり詳細な経過観察を行ってきています。

【血液の検査】→血液学的検査、生化学的検査、免疫学的検査、血液化学検査、悪性腫瘍特異物質検査など57項目の検査を2〜3か月に1

回程度行って腫瘍の状態を調べる。

【CT と MRI による検査】→画像による検査でそれぞれ年に 1 回程度行ってリンパ節の状態変化を調べる。

【腫瘍リスク検査】→体内のがん細胞から放出されるジアセチルスペルミンの尿中排出量を測定して腫瘍によるリスクを調べる。

【細胞性免疫検査】→血液を採ってがんに対する免疫力を調べる。

【がん関連抗原検査】→がんの腫瘍マーカーで悪性腫瘍特異物質検査以外の項目を検査する。

　以上から、各検査値の推移を見ることで自分の行動パターンとがんの態様（ようす）との相関が分かります。このことは、運動や食事などのいわゆる生活習慣とがんの関係で論じられることがほとんどですが、心の有り様も含めて品格と括った方がピンときます。品格のある人は朝から飲んだくれたりしませんから。

　患者が品格を損なえばがんも品格がなくなって何をするか分かりません。

●品格でがんを生き延びる

　「彼を知り己を知れば百戦殆からず」ということわざがあります。彼を敵と読み変えてもいいです。これは中国春秋時代の「孫子」による格言で、敵の実力や状況をしっかりと把握し、自分自身のことをよくわきまえて戦えば、必ず勝つことができるという意味で使われます。

　ここで、敵はがん、己をがん患者としましょう。これを格言にあてはめてみれば「がんを知り自分を知れば決してがんには負けない」となります。つまり、自分のがんをよく知らずにいくら治療しても治らないということです。

　さて、がんのことは調べれば分かると思うかも知れません。また、自分のことは自分が一番よく知っていると考えるかも知れません。しかし、以下説明するようにそう簡単ではないのです。

【がんのこと】→主治医からの情報がいちばん信頼に値しますが、医者によって見解も異なりますからどの意見がいちばん妥当であるかは自身の判断になります。また、医療情報も多様化しており、マスコミやメディアから得る情報の真偽も加味しなければ正しい判断はできません。

【自分のこと】→自分に対する自己認識の誤りは過大評価か過小評価です。過大評価は自己に対する誤った自信と医療に対する過信です。そして、過小評価は自身の将来に対する過度の慎重さと医療に対する不信です。

　自分のがんについて次のことは最低限知る必要があります。知らないと攻め方が分からないからです。

① 　がんの病名（部位）、ステージ（進行度）、性質（悪性度）、タイプ
　　（種類）

②　どんな治療法があって、治療した場合の効果と副作用

③　再発可能性の程度と再発した場合の治療法

④　治療した場合の余命としなかった場合の余命との差

　ここまでは主治医と複数の専門医の回答をもとに患者が自身のがんについて判断します。

　ここまでくればがん（敵）のことはかなり分かってきます。そして、次は自分のことです。次の問いが有効かと思います。

①　なぜ自分ががんに罹ったかという思い当たる理由

②　治療をするのかしないのかに対する自身の考え方

③　治療に専念した場合に仕事と家庭へ与える影響

④　これからの人生に向けての生き方

　この①〜④までの質問は患者の品格によって決まります。①にしても運動不足とか不摂生などの生活習慣が原因と考えるのが普通ですが、品格のある人はそもそも不摂生な生活はしません。②〜④までも品格のある人は自分の価値観がしっかりしていますから的外れな答えはしないものです。このような、己の品格によってがんの行動も変わってくるのは私の体験からして間違いないことだと思います。

●夢と希望こそががんの良薬

　多くのがん患者は、「少しでも長く生き延びたい」と思うでしょうし、末期で痛みなどもあり苦痛を伴う状態であれば緩和ケアでそれらを取

り除きたいと考えるでしょう。

　「夢と希望こそがんの良薬」と書きましたが、生きる希望はいま手に入る希望を見つけることです。希望には、いま手に入る希望と未だ手に入らない希望があります。例えば、

【いま手に入る希望】→家族との時間、過去への回想、社会への奉仕など

【まだ手に入らない希望】→どんながんにも効く薬、新しい臓器との交換、クローン人間技術など

　いま手に入る希望を満たすために必要なのが「品格がもたらす心の余裕」です。

　本章では「患者の品格が『至福の最期』へ導く」と題して書きました。食事や運動など、人の行動パターンとがんの罹患との関係もある程度わかっています。また、ストレスフルな環境にさらされているときにがんが発生しやすくなることも知られています。

　本章で品格をあえて取りあげたのは、手術・抗がん剤・放射線といった侵襲的な方法でがんを攻撃すれば、がんからの報復は免れ得ないことに自身の体験を通して気づいたからです。そして、そんな攻撃はしないという判断は、がん患者の品格に依るところが大きいと考えたからです。

　また、自分の最期の様子を想像することによって、今の生き方を振

り返ることができるとも思いました。品格は、その振り返った結果を
よい方向へ導く道標になると考えています。

　次の第3章では「至福の最期」を迎えるための10か条を具体的に書
いています。これら10か条は自分の心がけだけで実行できることです
からお役立てください。

第 3 章
「至福の最期」のための 10 か条

■1 か条「医者にはかからず延命もしない」

　あなたががんと診断されたとします。そのとき、治療するかどうかの判断をするうえでひとつの指標となるのが「5 年生存率」です。国立がん研究センターの最新がん統計（更新日：2022 年 06 月 08 日）によれば部位別の生存率が分かります。

　それによれば、生存率が一番高いがんと低いがんは次のように分類されています。

【生存率が高いがん（男）】→前立腺がん（99.1%）

【生存率が高いがん（女）】→甲状腺がん（95.8%）

【生存率が低いがん（男）】→すい臓がん（8.9%）

【生存率が低いがん（女）】→すい臓がん（8.1%）

　さて、あなたが男性で前立腺がんに罹った場合、治療すれば 5 年後に 99.1%の確率で生存できるわけですから、治療するという選択を多分するでしょう。あるいは、あなたが女性ですい臓がんだったとすれば、治療しても 5 年後に生存している可能性は 8.1%ですので、治療しないという選択をするかも知れません。

ここでよく考えて欲しいのが「生存率」という言葉です。

●生存率は完治率ではない

　ここには言葉の綾（表現上の技巧）があります。5年生存率というのは「がんと診断された人のうち5年後に生存している人の割合が日本人全体で5年後に生存している人の割合に比べてどのくらい低いか」という数字です。つまり、6年後には死んでいるかもしれないし、治療中の5年間がどんな状態で生きているのかは無関係です。要は5年の間とにかく生きていたかどうかです。

　5年生存率というと、普通の人は治療していれば5年間にはがんも消えて、再びもとの元気な体に戻れると思いがちですが決してそうではありません。5年間治療してもがんが完治するわけではないからです。

　また、生存率とひとくくりにしても、がんのステージ（進行度）、性質（悪性度）、タイプ（種類）などで大きく異なり、さらに診断時の年齢や基礎疾患の有無によっても治療するかしないかの判断は異なります。加えて、患者の価値観や世界観によっても治療の判断は異なったものになりますし、いまの生活状態によっても治療の判断は変わってきます。

　ですので、治療といっても、ただ病院に行って診察してもらって医者の言う通りにすればいいというものではない。そこには、患者の意

思と判断が必要となります。

　以下にがんと診断されたときに患者がやるべきことを書いておきました。

① 　複数の専門医に診てもらい治療についての助言を受ける。

② 　自分でも自身のがんについてよく調べる。

③ 　残された時間で何をしたいのかを明確にする。

④ 　仕事や家庭環境が自身の望む今後を受け入れられる状況かを判断する。

⑤ 　治療した場合に自分のこれからの生き方が自身の価値観と合致しているか自問する。

⑥ 　治療しなかった場合に起こり得るであろう自身の状態を想定する。

⑦ 　治療のため医者にかかるかかからないかの判断をする。

●がんの治療は延命治療だと思え

　延命と言うと、人工呼吸、人工栄養、人工透析を挙げることができますが、がんの場合は手術、抗がん剤、放射線、およびそれらの組み合わせで治療が行われることが多いです。

　治療といっても完治するわけではないので延命治療に他ならない。そもそも、がんが治ったかどうかは分からないので、寛解状態（治癒ではなく症状や検査異常が消失した状態）に至れば治療の効果はあったとみなしているだけのことです。

がんを治療すると決めた場合、それが延命治療だという覚悟が必要になります。例えば胃がんの場合、これは私が所属していた研究室の教授のケースですが、胃にがんが見つかり全摘手術を行いました。手術をしてみると肝臓へのがん転移があったので肝臓の一部も切除しました。

　手術後は抗がん剤を投与して再発を防いでいたのですが、今度は肺への転移が見つかったため、抗がん剤の種類を変えて治療にあたりましたが、期待する結果は得られずに帰らぬ人となりました。

　この間2年足らずだったと思います。体格もいい先生がだんだんとやつれていく姿には私も心を痛めたものです。

　がんに限らず、医療というのはすべてが不確実なものです。そして、我々の生命も脆く、それを不確実な医療が支えていることになります。本項のタイトルを「医者にはかからず延命もしない」として10か条の一つに入れました。その真意を以下にまとめておきます。

➢　がんの治療は医者任せにせずに患者が決める

➢　決めるに当たってはかなりの知識と情報が必要なので自身でも自分のがんについて調べる

➢　治療によって起こるであろう状況が自身の価値観とライフスタイルに合っているかどうか検討する

➢　がんの治療は延命治療であると認識する

➢　すべての医療は不確実なものであることを理解する

➤ 治療した場合としなかった場合とを比較してどちらの最期が自分
にとって望ましいかを判断する

➤ 治療以外の方法で自分にふさわしい「がんとの付き合い方」がな
いかを探す

■2か条「酒は飲むが薬は飲まない」

がんの薬は①細胞障害性抗がん薬、②内分泌療法薬、それに③分子
標的薬が主な種類です。①はいわゆる抗がん剤で、細胞の増殖を阻害
することでがん細胞を攻撃します。②はホルモン療法薬で、ホルモン
分泌を阻害することでがんの増殖を防ぎます。そして③はがん細胞の
増殖に関わるタンパク質などを標的にしてがんだけを攻撃します。

私は初期治療のときに分子標的薬のみで治療を試みましたが、これ
が劇的に効いて腫瘍は小さくなり、それ以後腫瘍マーカー値が大幅に
増加することはありませんでした。

なお、私は日本酒が大好きで、平均すると一日に4合程度は今でも
飲んでいます。分子標的薬は入院して点滴投与することから、さすが
に入院中は飲んでいませんが、退院した日からまた飲み始めました。

そのときから17年が経ちましたが、私のがんが落ち着いているのは
当初の薬というよりも日本酒のおかげだとも思うのです。

通院すると飲み薬をレジ袋いっぱい処方される患者も多いと思いま

すが、そんなたくさんの薬を飲まないと正常を維持できないということ自体が精神的なプレッシャーになります。それも、食前や食後といった指示に従って飲まなければいけない自身の身体を想像するだけで気が病んでくる思いです。

　ですので、私でしたら酒は飲むが薬は飲まない。これの方がずっと精神的に楽だからです。

●薬の効能と酒の効用

　ここで、薬の効能と酒の効用を比較してみましょう。前述したがんの薬ですが効能とは逆の副作用が以下のように当然あります。

【①細胞障害性抗がん薬】→ がん以外の正常細胞も攻撃するので免疫細胞を含め細胞分裂が活発な骨髄細胞、胃や腸の粘膜、毛根などに由来する症状が出る。

【②内分泌療法薬】→使用するホルモン療法薬やがんの部位で異なるがホルモンによる感受性を抑えるために代謝異常、心血管系などへの影響が出る。

【③分子標的薬】→がん細胞特有の標的分子を攻撃するが正常細胞に全く影響がないわけではなく、私の場合はそれによって正常なB細胞（血液にあるリンパ球の一種）も減少したが症状が出るまでには至らなかった。

　一方、お酒は「適量である限り」その効能は以下になります。ここでは日本酒を取り上げますが、他の種類でも多かれ少なかれ効能はあるはずです。

【抗活性酸素効果】→日本酒に含まれるポリフェノールの一種「フェルラ酸」に活性酸素を減らす効果が期待できる。

【降圧効果】→アミノ酸が結合した「ペプチド」に血圧を下げる効果が期待できる。

【タンパク質合成効果】→体内では作れないすべての「必須アミノ酸」が日本酒に含まれている。

【血行促進効果】→日本酒に含まれる「アデノシン」には血管を拡張して血液の流れをよくする働きがある。

　薬を飲み続けて生涯を閉じるか、好きなお酒を適度に飲みながら最期を迎えるかでは、最期の瞬間および最期に至るまでの年月で生活の質が大きく変わってきます。

　薬を飲まずに最期が迎えられるような体を維持することが「至福の最期」には欠かせない要素です。最期の瞬間だけが至福というわけにはいきません。それに至るまでの生き方や日々の過ごし方が何よりも重要です。

●がんに罹ったら先ず免疫を高める

前述したように、がんの薬は抗がん剤にせよ、ホルモン治療薬にせよ、分子標的薬にせよすべて身体の免疫系を弱める方向に作用します。

がんと闘うのであれば、本来ならば自己の免疫力を高めて戦うべきなのですが逆のことをするのはおかしいと思いませんか。

でもこれには一理あります。というのは、そのようながん患者は自己の免疫力も極端に弱ってしまっているので、人為的に高めようと思っても無理があるのです。ですから、やむを得ず先ずはがんの力を抑える必要があるからなのです。

ところが、先ずはがんの勢力を抑えてから自己の免疫力を高めようと思っても、高齢者の場合は特に予備力（生命活動を営むための備蓄）がないので、最後まで薬に頼らざるを得なくなってしまうことがほとんどです。

さて、ここで免疫の話を少しだけしますね。身体の中でがんを攻撃するのはNK細胞と T細胞やB細胞と呼ばれる「リンパ球」です。これらの免疫細胞はがんの抗原（攻撃の目印）がはっきりしていればそれを目印にして攻撃態勢に入れます。

しかしながら、がん細胞はこの目印を巧みに隠しながら増殖し、さらにT細胞が攻撃態勢に入らないような物質まで分泌するので免疫細胞からの攻撃は一層受けにくい状態になります。

ここで注目したいのが「樹状細胞」と呼ばれる免疫の司令塔です。

がん細胞による攪乱を見抜いて免疫細胞にがんを攻撃するように命令を出します。

　幸いなことに、この樹状細胞を活性化するサプリが安価に市販されています。私は自分の身体でサプリの効き目を試してみましたが、服用から 1 か月後の血液検査では腫瘍マーカー値が大きく下がっていたのには驚きました。

　本項のタイトルを「酒は飲むが薬は飲まない」としましたが、末期がんの患者に薬をやめて酒を飲めと言っているわけではもちろんありません。薬を飲まなければ生命の維持が難しい状態に陥ることがないように、日ごろから日常生活を意識しましょうということです。最期の瞬間だけいくらあがいても、至福の最期にはなりませんので。人生のときの流れが、至福の最期を作るからです。

■3 か条「介護はしないし自分もしてもらわない」

　介護とは「日常生活に支障がある人に対して食事、排泄、入浴、更衣などの身体的援助を行うことの他、日常生活全般の支援を行うこと」です。

　これを書くのは簡単ですが行うのは難しい。介護をするほうだって自分の世話がありますし。自分の世話をしながら家族の介護となると個人の生活は困難を極めます。

そのため、行政による介護保険サービスを受ける方法が今はありますが、介護保険制度が施行された2000年に65歳以上の高齢者が総人口に占める割合は17.4％であったのに対し、2021年のそれは約29％であることから、少子高齢化も手伝ってこの制度はまもなく立ち行かなくなるでしょう。

　介護ひとつとってみても、個人では難しいし行政も破綻に向かっている状況で、介護をするということ自体に無理があります。かといって、姥捨て山や楢山節考というわけにはいきませんから、介護などしなくてもいいような身体状態を各自が保つことしかありません。

　「介護はしない」という意味は、介護が不要な健康状態で最期を迎えることを前提としたフレーズです。個人でも行政でも、介護に手厚くすると介護を必要とする高齢者が増えるだけだからです。

　「介護は自分もしてもらわない」というのも介護される立場に視点を移しただけですので同じ意味になります。

●介護を家庭と行政だけの負担にしない
　あなたが住んでいる地区には町内会などの地域社会があるでしょう。町内会では地域の見守りや防災・防犯、慶祝、慶弔、祭事などをボランティアの役員たちが行っています。私も役員になって、冬は火の用心の夜回り、夏場は校庭の草むしり、毎月の町内清掃などをしているので、町内の誰がどういう状態で過ごしているかは概ね分かります。

　さすがに、介護状態にある人たちを支援することはできませんが、その前段階での見守りはしています。その段階で手を打てば、介護が必要なまでに状況が悪化することなしに家庭や行政の負担を軽減できるからです。

　「介護はしないし自分もしてもらわない」という姿勢が要介護状態になる高齢者を減らし、「至福の最期」に至らしめるのです。介護が必要な状態での円滑な旅立ちは無理です。向こう岸まで泳げませんから。

●安全・安心な社会？　そんなものはない

　厚生労働省のホームページを見ると、介護・高齢者福祉の項目に「高齢者が尊厳を保ちながら暮らし続けることができる社会の実現を目指して」という目標が書かれていますが、そんな社会ができると私は思いません。そのような社会の実現は行政にはできないからです。介護を必要とする高齢者が毎年増え、彼らを介護できる若年層が減っていくなかでどのように実現するのでしょうか。

　いちばん簡単な方法は、介護を必要とする高齢者を減らしていって最後には無くすことです。それができるのは「個人」しかいません。個人一人ひとりが介護など不要な健康状態を最期まで保つことなのです。

　ここで、「介護の三原則」を話題にします。これは 1982 年にデンマ

ークで提唱されて以来いまの介護における基本理念になりました。それは次のとおりです。

【原則 1：生活の継続性】→いままで暮らしてきたライフスタイルを断絶することなく継続的にその人らしく暮らすということ。

【原則 2：自己決定の尊重】→暮らし方をその人自身で決めることができてその選択を尊重するということ。

【原則 3：残存能力の活用】→いま持っているその人の能力を最大限に使いながら生活するということ。

　翻って日本の現状はどうでしょう。多くの場合、介護を受ける側よりも施設や行政の都合が優先されています。もし、日本で介護をするというのであれば、この基本理念から理解する必要があります。ただ、仮に理念を理解したとしても、財政や制度あるいは家庭の事情がネックになって実現できる可能性は薄いです。

　ですので、「介護はしないし自分もしてもらわない」なのです。そして、いまの介護制度にどっぷり浸かってしまうと至福どころか「雌伏（しふく：将来に活躍の日を期しながら、しばらく他人の支配に服して堪えていること）」（広辞苑）となり、いつかやって来るであろう至福の日を待ちながら、いまの制度に耐えることになりかねないかも知れません。

■4 か条「食べたいものを好きなだけ食べる」

　好きなものを好きな時に好きなだけ食べる。これだけで「至福」ですね。ところが、持病や基礎疾患があると食事の制限を受けるのが一般的です。塩分を制限したり、カロリー制限があったり、糖分がダメだったりとか。

　私も、腫瘍マーカーが高値を示した時に主治医のひとりからタンパク質以外の塩、砂糖、炭水化物は摂らないように言われたことがあります。そうなると、パンもご飯も塩辛やタラコもだめで、もちろんケーキなんかとんでもないとなります。食べられるのは卵、チーズ、ごく薄味の肉や魚。ただし、お酒は適量ならばいいそうです。

　3〜4 日はこのメニューでやってみましたがとても続きませんでした。要は、がんが増殖する際に必要な養分を断てばがんは増えないという理論ですが、がんが兵糧攻めで降参する前に患者の方が降服の白旗を揚げてしまいます。やはり、食べたいものを好きなだけ食べないと至福な最期にはなりません。

　そうなるためにも、がん以外の基礎疾患を持たないような生活をすることです。例えば、糖尿病になってしまったらどうなるでしょうか。代表的な合併症は以下です。

【糖尿病腎症】→腎臓が機能しなくなるので人工透析を生涯続けなければならなくなる。

【糖尿病網膜症】→目の毛細血管が破れて失明する。

【糖尿病神経障害】→神経細胞に血液が届かなくなり全身の神経に障害が起こる。

【心筋梗塞】→梗塞が起こる場所によっては10分ほどで死に至る。

【脳梗塞】→言語障害、認知症、身体片側が麻痺で動かなくなるなどの後遺症が残る。

　このような状態になってしまったら至福の最期どころではなくなります。私のように、がん以外の基礎疾患がなければ、夜もよく眠れ、食欲もあって好きなものを好きな時に好きなだけ食べられ、お酒も旨い、となります。

●精神を常に満足状態にしておく

　好きなものを好きなように食べていれば心が満たされるので大病はしないものです。私ががんに罹ったのは、度を過ぎた不摂生が原因で、精神の安定を取り戻すために過度のアルコールを摂取し、不慣れな外国の地で調査を国をまたいで繰り返し、体調が多少悪くても次の帰国までは医者にかからないといった環境によるものだと理解しています。

　逆に、精神さえ良好で満足ならば不摂生な生活には陥らないものです。がんがそのことを私に教えてくれました。そのためにも、「好きなものを食べたいときに好きなだけ食べる」必要があり、そうした方が、よほど心が満たされて健康によい。身体が先か心が先かですが、心が平常ならば体も正常に戻ります。私がそうでしたので。

●がんでも食事で神経質になる必要はない

　国立がん研究センターのがん情報サービスから「がんと食事」の項目を見ると「食事の内容によってがんが進行したり、治療の経過に影響を及ぼしたりすることはほとんどない」と書かれているとおり、体調や嗜好に合わせ、無理に食べる必要もないし、医師からの特別な指示がない限り食べたい時に食べたい量を食べればいいです。

　そのうえで、治療するにせよしないにせよ、体力を維持するために必要なカロリー（牛乳、ナッツ、ドライフルーツ、バターなど）やたんぱく質（肉、魚、卵、牛乳、チーズなど）それに水分を摂取することです。

■5 か条「100 年先を見据えて今を生きる」

　いまから 100 年後はどんな世界になっているでしょうか。我々が住む日本の社会は今とどう変わっているでしょうか。

　がんに罹ると余命という言葉が台頭してくるので、どうしても近未来しか見えなくなります。1 年後の自分はどうなっているのだろうとか、あと何年生きられるのかしらとか。これでは、自ら命を縮めているようなものです。

　社会の変化にも注目する必要があります。昭和元年（1926 年）から令和 8 年（2026 年）までがちょうど 100 年間です。100 年前に今の世の中を想像できたでしょうか。だれも夢想だにしなかったでしょう。

それほど社会は大きく変わり、しかも今は変化のスピードも速くなっています。そんななか、1年や2年のスパンで人生を切って考えることは社会とのミスマッチが生じます。

●余命を意識すると社会とのミスマッチが生じる

　「ミスマッチ」というのは、両者間にズレが生じていたり不釣り合いになっていたりする状態のことです。ここで言う両者間とは、社会とがん患者です。

　それでは、社会とのミスマッチとは具体的にどんな状態なのでしょう。次のような例を考えてみました。

①　【仕事のミスマッチ】→組織が必要としている仕事内容が自分の能力に合わない。

②　【人間関係のミスマッチ】→他者との人間関係が良好に保てない。

③　【情報とのミスマッチ】→フェイクニュース（偽情報）でも正しい情報だと信じてしまう。

④　【技術とのミスマッチ】→スマホやネット関連のハイテク機器を使いこなせない。

①は、技術が進歩すれば必要でなくなる仕事が出てきます。1〜2年の間では不要になる仕事は見えにくいですが、100年先を想像すると自分の能力と必要な仕事との差が見えてきます。

②は、いま仲良くしている人たちと、100年後もお互い生きていたら

今の関係は続いているでしょうか。双方の価値観も変わるので 100 年後を想定して今の人間関係を見直す必要があります。

③は、100 年後にはフェイクニュースだらけになり、何が真実かを見通せる力がないと人生までが偽りになってしまいます。人類は遥か昔から協力関係を保ちながら文明を築いてきました。協力がなければ生き残れなかったからです。だからフェイクもなかった。でも今は非協力的でも生きられるという違いがあります。

④は、ここ 10 年間の技術進歩でもそれについていけない人もいます。100 年後の技術をどのぐらいの人が使いこなせるでしょうか。100 年先の技術を想像すれば今しなければならないことが分かります。

　余命を意識すると、時間感覚が狭量になってしまいます。1 年後とか 2 年後とかに意識が向いてしまい、前述した長いスパンで社会が見れなくなります。

　がんに罹らなくて健康でも余命はあるのですから、100 年先の社会を想像して今を生きることが至福の最期のためには重要です。

●技術がもたらす社会変容を先取りする

　情報技術、通信技術、医療技術の進歩で社会は既に大きく変わり、人々の生き方もそれに合わせて変化しました。あと 100 年もしないうちに、自分の意識をデジタル化した自身の分身である AI ロボットが誕生し、死後もロボットが生前の自分を引き継いで生きるようになるで

しょうし、ダメージを受けた細胞組織や器官を新たに再生して交換することも可能になるでしょう。

　あるいは、自分と同じクローンを作ることも出来るかもしれません。こうなると、生と死の境界すら曖昧になってきて、余命の意味さえ失われてくるのではないでしょうか。そうすれば、最期というのは次の生に向かう単なる通過点に過ぎない。それがどのような生なのかワクワクしませんか。まさに至福の最期です。

　これらが空想物語でないことは、今までの100年間に日本の世の中がどう変わったかを比較すれば容易に分かります。例えば以下のとおりです。

【テレビ】→昭和30年代から各家庭に普及し始めた。初めのころは町の電気屋に飾ってあるテレビの前に人だかりができたり、テレビのある家に行って見せてもらったりする光景も見られた。

【冷蔵庫】→昭和30年代から普及し始めた。電気冷蔵庫以前には上の段に大きな氷を入れて冷やすタイプが多かった。夏の朝、氷屋さんが大きなのこぎりで氷をサクサクと切る音が涼しげに響く。私の家もそのタイプだった。

【洗濯機】→昭和30年前後から次第に浸透し始める。上部に回転式のローラーが付いていて濡れた洗濯物がしぼれる。私の家ではまだタライに水を入れ洗濯板の上で手を使って洗っていた。

【掃除機】→昭和30年代ごろから段々と各家庭に普及していき箒とは

たきにとって代わる。ホースが付いていて、大きな音を立ててゴミを吸い取る。

【炊飯器】→かつては土間の台所にかまどを置いて薪でコメを炊いていた。電気炊飯器の登場で土間は板張りになり、煙を家の中に入れずにご飯が炊けるようになった。これも昭和 30 年代ごろから。

【電話】→ダイヤル式の黒電話が昭和 30 年代ごろから普及し始めた。電話網も手動交換から完全自動交換へとシフトし、昭和 60 年には電話網の民営化と端末設備が自由化になり、電話機は電気通信事業者から借りるものではなく、家電製品として量販店などから購入するものとなった。そして、これらの固定電話は携帯電話へと進化していく。

【インターネット】→1980 年代の日本ではインターネット接続は非常にまれで一部の工学系大学や研究機関などが扱う程度であり、1990 年代の前半になっても個人で電子メールを扱う人数はダイヤルアップ接続ということもあって限られていた。ところが、1990 年代の中ごろにアップルやマイクロソフト社がパソコン向け OS（operating system）をインターネット接続可能な仕様で販売したことからネットの利用が加速された。そして 2000 年代には定額のブロードバンド接続が低価格で提供されるようになり爆発的に普及した。

　このように見てみると、以上の変化は今から 40〜60 年程度前からの話であり、現在と比較するとその変化が分かります。ここには家電や通信にしか触れていませんが、変化は金融、流通、医療、福祉、教

育、交通など我々の社会生活全般に及んでいます。

　こんななかで、100年後を見据えて今を生きることは、1～2年先の余命に縛られることのむなしさを感じる気さえします。100年先まで見れば今日の生き方も変わるからです。

■6か条「人と自分を比較せず他者の評価もしない」

　我々は生まれる前から、そして死んだ後も他者と比較されています。生まれる前は、どこの産院で生もうかと出産の場所を選びます。その選択となる基準は高い評価の産院です。そこで生まれれば赤ん坊の評価も上がるし、生んだ母親の自己評価も高くなるからです。

　生まれた後は、次のような比較ゲームが待っています。
【学校】→学校はテストの偏差値で生徒に順位をつけ評価している。その結果は上位の学校である中学や高校、さらには大学を選ぶ際の判断材料になる。成績が優秀な生徒はいわゆるいい中学高校へ進学し、難関大学と呼ばれる偏差値の高い大学に入学できる。偏差値は、平均からどれくらいの差があるかを表した数値として他者との比較が可能になる。
【職場】→難関大学を卒業して大企業や中央省庁に就職したとすると、組織の中では出世競争が繰り広げられる。社員や職員は組織から評価され、ある者は出世して上層部へ行き、ある者は出世競争から外れる。

組織は組織独自の評価基準や組織文化で社員や職員を比較する。

【家庭】→家庭同士の比較もある。他の家と自分の家とを比較する。家の構え自体の比較、家族の職業や学校の比較、家族構成の比較、推定所得の比較など。さらに、夫婦であれば夫婦間の比較やジェンダー差による比較も出てくる。

【社会】→課税するために所得や資産で個人を比較する。所得や資産が多ければ高い課税をし、低ければ税金も低い。また、社会に出れば組織に属していようがいまいが、その人の振る舞いや言動は社会から評価される。よい振る舞いには良い評価が、悪い振る舞いには悪い評価がつけられる。

【墓場】→葬儀から墓場まで一流から三流と呼ばれる葬儀場や墓にランク付けされて埋葬される。埋葬された墓を見れば生前の生き様を比較できる。

　このように、生まれる前から死んだ後まで我々は比較されランク付けされます。

●他者と自分を比較しない

　他者と自分を比較しない簡単な方法は「評価を気にしない」ことです。マイペースで自分流に暮らせば他者に迷惑をかけない限り許されます。

　学校のテストで何点取ろうが、どんな学校に行こうが、どんな企業

や組織で働こうが気にしなければいいのです。比較するから気になるわけです。社会にも最低限の貢献をしていればいいし、葬儀もせず墓だってなくても問題ありません。本人が望めば別ですが。

　要は、自分のライフスタイルに合った仕事を見つけ、あるいはそんな仕事を作り出して日々を過ごすことが如何に楽しいかは、組織内で評価され出世に一喜一憂し、企業文化やしきたりや上下関係や流儀に縛られながら送る日々と比較すれば分かるはずです。

　ここまでくれば分かるとおり、比較しているのは他者ではなく自分です。自分で自分を比較しています。昨日の自分と今日の自分とか、1年前の自分と今の自分とを。それが望んでいる方向に向かっているようであれば人生は良好です。

　もし、希望する方向とは違う方向に向かっているのであれば、やり方を変えればいいだけです。

●報酬をもらわなければ評価もされない

　評価は報酬と密接に関係しています。報酬をもらうから、それに見合った仕事ぶりかどうかが評価されるのです。ですから、報酬をもらわなければ比較も評価もされません。つまり、ボランティアで活動をすれば作業後に返ってくる言葉は必ず「ありがとう」です。

　私は、地元町内会の役員をしていて、この町内会には約3500所帯が住んでおり人口は約4000人です。役員の他に会長、理事、幹事、庶務

などの担当がいて毎月のゴミ拾い、夏場の草むしり、冬場の火の用心夜回り、年寄りの見守り、町会の会計など、町内の慶弔、お祭り、防災・防犯など警察や消防、神社や自治体と連携しながら地域社会の活動が成り立っていますが、皆がすべて無報酬での参加です。

このような場では、誰からも評価されることはなく、人を評価することもありませんので、実に居心地のいい関係が築けています。

我々は、経済社会という枠組みの中にどっぷり浸かってしまったので、報酬を労働の対価としてしか見れなくなっています。報酬と労働とを切り離すことで、至福の最期が近づいてきます。他者と比較されないで迎える最期が何て至福なことでしょうか。

反対意見もあります。比較も評価もなければ競争原理が働かないので、人々のやる気は失せ、社会は停滞し、国も衰退するという意見です。

私はそれとは逆の意見です。それは今の学校、職場、社会をみればいじめ、差別、格差であふれており、国ですら既に衰退の道を歩んでいます。比較や評価は競争とは無関係です。

■7 か条「テレビは見ないしニュースも聞かない」

テレビでは、ドラマ、バラエティー、ニュース解説、娯楽番組、過去の映画などが放送されています。テレビを見る方々はこのような番

組を本当に好きで見るのでしょうか。

　ニュースはどうでしょう。こころ温まるニュース、心痛むニュース、案内や報告、解説のニュースなどありますが、大半が事件や戦争、政治情勢の変化、値上げや増税など耳にしたくないものがほとんどです。それでもニュースを見たり聞いたりするのは、周りで何が起こっているのかを知りたいという好奇心からでしょう。

　もし、テレビは見ないしニュースも聞かないとどうなるでしょうか。これは私の感想ですが、とてもこころ穏やかに過ごせます。私の家にはテレビもありませんし新聞もとっていません。唯一、ネットを通してのニュースは見ることがありますが、それで十分です。

　それ以外の時間は、本を読み、庭にある植木の手入れ、町内会の手伝い、友人たちとメールでの対話、執筆、大学や学会での活動、食料品の調達、身の回りの世話などに費やしています。

　現役時代に、政府開発援助の仕事で国外を述べ100ヵ国程踏査してきたこともあってか、もう旅行に行きたいとも思いません。家にいるのが何よりのバカンスなのです。そして、町内は広い庭のようなものですから、庭に出れば近所や地域の人たちと出会い、立ち話をし、公園で遊ぶ子供たちの声を聞き、手入れされた花壇の花を眺めながらの散歩も楽しめます。

　かつての同僚や仕事仲間の来訪が時々あり、そのときは家で杯を重ねます。今は夏祭りの季節なので、神社や町内会の人たちと打ち合わせをしながら準備の最中です。落語の CD はすり切れるほど聴きまし

た。以前は海外出張に持参し、現地で聴いて笑いをこらえたものですが、今は寝る前に聴くぐらいです。

　何が本物で何が偽物であるかは、歴史や古典、科学や技術から学べます。メディアから流れるニュースやコメントなどはフェイクや主観が大半ですから、自身の判断がいちばん正確です。

●ほとんどのニュースはフェイクと思いつき

　SNS 上に流れる情報、メディアからのニュース、テレビ出演者の喋るコメントの多くは偽だと思って間違いありません。SNS には誰でも好きなことを書けますからフェイクが多いのは当然です。メディアも得た情報をそのまま読むだけで検証する作業はしていませんしその時間もありません。ですから、もっともらしくしゃべっているだけです。

　テレビに出るコメンテイターの類も先行研究や文献などを調べる余裕や時間がないことから、思いつくままに主観で発言するのです。それはそれでコメンテイターだから批判するつもりもありません。あるいは、時として専門家と呼ばれる方々が登場して、いかにもスペシャリスト然としてしゃべります。

　私も専門家として各国政府に開発提言などを行ってきた身ですので、専門家の程度はわが身を見れば分かります。それを、専門家が言うことだから金科玉条のように信じてしまうのが情けないだけです。自分の考えや自身の直観の方がよほど信憑性があります。

●文明以前はフェイクもなかった

　フェイクニュースや情報が増えたのは我々の文明と関係します。文明が発展する過程では人類同士の協力が不可欠でした。うそをついたり集団に背いたりして非協力的な人がいれば組織からは間引かれます。そうしなければ、集団ごと衰退するか滅びるからです。

　人類の協力関係が文明を築き、それを発展させて今日までたどり着きました。ところが、そのような変遷を経て食料が充足し、社会サービスも整ってきて日々の生活にさほど不自由を感じることがなくなると、人間同士の協力関係も希薄になります。そして、うそをついたところで社会から間引かれることはありませんから、好きなことをするようになります。それが今の状況です。

　これは個人の間だけに終わらず、組織間や国家間でもだましあいがますますエスカレートします。そんななかで見るテレビや聞くニュースにどれほどの意味と価値があるでしょうか。

　フェイクが SNS やテレビやニュースメディアだけに終始すればまだしも、これらは現場にまで浸透します。例えば医療現場。病院ではがんの検査やがん患者の治療が行われていますが、がんで治療が必要なのは末期で痛みや苦しみが伴う場合です。

　がんでも、頭痛があるとか腰が痛いなどの症状は多少あっても日常生活が送れるような「健康」な患者に治療は不要ですし、ましてがんかどうかも分からない人にがん検診という名で検査すれば、がんが疑

われる人は一定数見つかります。

そうなると要再検査になってさらに検査をし、要治療という判定が
つけば健康だと思っていた人でも治療しようとするでしょう。仮に治
療するとなれば、どのような治療法でも延命になってしまいます。そ
して、患者は治療死に至るのです。検査も治療もしなければ、健康に
生きられていたのに。

医者がなぜ、必要もない検査や治療をするのでしょうか。それは医
者の失業対策です。治療をしなければ医者の仕事はありませんから。

私と同じ町内で役員をしている方がいます。私と同じ血液のがんで
タイプも同じでした。彼はとても治療に熱心で、医師の言う通り、何
度も抗がん剤を使った化学療法を行い、造血幹細胞移植までしてがん
の完治に励んでいました。入退院を繰り返し、退院した時に町会の活
動に参加していたので、元気になったら一緒に酒を飲もうなどと私と
話していましたが、再々入院で 61 歳の夏に病院で息をひきとりまし
た。

世間の常識や正しいと考えられていることは必ずしもそうではあり
ませんので、自分でいま一度検証する必要があります。フェイクに弄
ばれないためにも。

■8か条「笑いあって地元町内会の人々と交流する」

　自宅と駅の往復が「地元」という人も多いのではないでしょうか。駅からは地元と離れた職場に向かって仕事をすることになりますので、地元での活動は休日や仕事の帰りにコンビニで買い物をするくらいでしょうか。

　地元がある町会あるいは町内会は、行政がカバーしきれない隙間を埋めることで地域力を高めています。例えば、子どもたちの通学見守りや毎月のゴミ拾いによる環境美化、校庭の芝刈り、火の用心の夜回り、町会の会計事務、慶弔、お祭り、敬老、防災・防犯など警察や消防、自治体と連携しながら地域社会の活動を行っています。

　このような活動に参加していると、地元の様子が自ずと見えてきます。どこにどんな人が住んでいて、どんな状態なのかとか、あの人は困りごとがあるのではないかとか。

　これによって、困っている人から相談を受けることもあるし、こちらからも気軽に声をかけることもできる間がらになります。言ってみれば、町内会という大きな家族のような地域社会です。

●地元町内会という大家族の一員として過ごす

　災害時や社会の混乱などいざというとき頼りになるのがご近所や町内の縁です。ですので、日ごろから住民どうしの関わりを深めておくことが大切です。

104

　という私は、組織にサラリーマンとして働いていたころ、町内は家と駅の往復路に過ぎませんでした。それでも町内の一員として地域から認められていたのは、一緒に住んでいた私の両親が町内の活動に熱心に参加していたからです。町内会は所帯単位で成り立っていますから、家族の一人が活動に参加すればいいですし、ひとり世帯や単身者は面白そうなイベントがあれば行ってみてはどうでしょうか。

　知り合いもいないので町内会という地域社会に入っていきにくいと感じる人には、町会の役員を申し出てみてください。役員のほとんどは高齢なので見た目には老人会のように見えるかも知れません。

　だからこそ、やることが多くあります。例えばデジタル化です。今までは完璧なアナログで、例えば回覧板、募金や町会費の個別集金、厚い帳簿に手書きでの会計事務など。

　私が役員になって最初にしたことは会計事務のデジタル化でした。帳簿をなくし、エクセルで自動集計したら会計資料は USB メモリーひとつに収まりました。来年はホームページを立ち上げて回覧も限定し集金も手間を省くつもりでいます。

　町内には高齢者も多く住んでおり、戦後から慣れ親しんだやり方や習慣を変えたがりません。そのような方でも若い人からの支援があれば乗り切れますし、一人暮らしの高齢者は町会のスタッフが現代風のやり方を教えます。

ちなみに、大家族の一員として私の町内では以下のことをしています。

【新年会】→新たな年を会食をしながら皆で祝う

【歳旦祭】→日々の平安を新年最初に神へ祈る

【春の花見】→町内の公園で桜を囲んで歓談する

【神社の夏祭り】→境内では奉納演芸が上演され多くの露店が並び神輿や山車が町内を練り歩く

【夏の盆踊り】→町内の公園で大太鼓と曲の音に合わせ着物姿で踊る

　町内と地元神社との結びつきは強く、季節の移り変わりとともに初午祭、祈年祭、天祖神社例祭、夏越大祓、七五三詣、新嘗祭、年越大祓など毎月何らかの行事があります。私は、気が向いたときにだけ見に行ったり参加したりしています。

　地元町内というのは、人々が集い交流する場です。ネットでの交流などより、はるかに楽しく生きている実感が伴います。仮想空間ではないので。

●人々が集まるとただ居るだけで笑顔になれる

　最期のあと、あなたは向こう岸でどんな生活をしていると思いますか。皆と楽しく談笑しているのでしょうか。

　これは考えればすぐ分かるのですが、この世にいるとき人々とは疎

遠だった人が、あの世に行ったとたん急に社交的になるとは思えませんね。この世で孤立していた人は、あの世でも孤立します。最期というのは瞬間ではなくて、今までと次の世を結ぶ懸け橋だからです。ですから、この世で快活だった人はあの世でも快活に過ごします。

　私が地域社会に興味を持って、自分を参加させているのは、現役時代に延べ約 100 ヵ国を途上国で踏査した体験からくるものです。途上国の人たちが地域社会に深く根付いているのを見てきて、地域と住人との関係性が希薄になっている日本の東京を思い出したからです。

　経済が成長し、物資が豊かになると相対的に心が貧しくなり、人々との協力関係も薄らいできます。そんな中では必ず格差が生じ、その格差によって人々の間に対立構造ができてきます。まさに今の日本がそれに該当するのではないでしょうか。

　そんな日本社会の中で、地元の町内会というのは次の理由で異色な存在です。

【無報酬】→活動はすべてボランティア活動なので報酬がない代わりに作業結果に対する評価もされない

【無格差】→会社や組織での役職や地位に関係なく参加者はみな平等の立場で見られる

【無強要】→しなければならないという責務や何かをしなさいという指示も平坦な組織なのでない

【無比較】→会としての活動なのでその中にいる個々人の行動や能力

が比較されることはない

　我々は経済社会にどっぷりと浸かってしまっているので、労働に対して報酬を得るのは当然だと思っています。そうなると、この程度の労働ならばこの程度の報酬という図式になります。そして、同じ労働でも各自の能力や体力によって差が出ますから比較や評価が入り込みます。これが格差になって人々の心を苛み、組織や社会を不安定化します。

　このように考えてみると、地元の町内会というのは旧態依然な組織ではなく、これからのあるべき社会としての予兆すら感じる組織なのです。デジタル化という課題はありますが。
　皆で集い、笑いあって交流すると、今が自ずから至福になります。その延長で、向こう岸でも集えばいいのです。それが「至福の最期」のひとつでもありますから。

■9か条「よく遊びよく学びよく話す」

　このタイトルを見ると、何をして遊び、何を学び、誰と話すのかと考えるでしょう。当然、好きなことをして好きな人たちと、ということになるのですが、これは意外と簡単ではないのです。
　よく遊びよく学びよく話すためには、「本当の自分」を知らないとで

きないからです。それでは、本当の自分とは何でしょうか。

　その答えは簡単です。自分を偽っていない自分のことですから。例えば私の場合ですと、定年間際に大学院へ入学していることからも分かるように、私の遊び場は大学のキャンパスです。そして、在学後にがんの研究に従事していることから、医学についてもっと学びたい。さらに、話す相手は私に興味をもってくれる人たちです。それが講演という形であったり、ミーティングという形式であったり、本書のような執筆という発信であったりします。

　私がこのような境地に至ったのは還暦間際のころです。つまり、遊びや学びや話しは、人生のところどころで変わります。ですから、今やりたいことはいまやることです。来年になったらやろうなどと言っていると、先送りになっていつまでたっても出来ないからです。次のように自問してみるといいかも知れません。

【遊ぶ】→何をしているときが一番楽しいか。その楽しくて時間も忘れるようなことが遊びたいこと。

【学ぶ】→新しく何を身につけたいか。その身につけたり深めたりしたいことが学ぶ対象。

【話す】→誰と何をいちばん話したいか。その伝えたいことと聞きたいことについて的確に応えてくれる人が話す相手。

　この遊ぶ、学ぶ、話すは年齢やそれまでの経験、周囲の環境などに

よって変化するものです。その時々の心の声を聴いて人生の舵取りをしていけば、その最終停泊港が至福の最期になります。

●最期は子供のころや少年少女時代のように

　まだ小学校へ入学する前の自分を思い出してみてください。何て自由気ままだったのでしょう。少なくとも私はそうでした。その意味では生まれたばかりの赤ん坊がいちばん自由気ままですね。

　それが、時を経るとともに学校では遊びよりは学びが推奨され、偏差値で生徒を評価します。社会人になれば能力で比較評価され、自身も本心では話さずに相手を忖度して話すようになります。何て狭量な社会なのでしょう。

　最期に向かうことは、肉体的にも精神的にもある意味で子供のころに戻ることです。ということは、生を受けている間には社会からの制約を受けますから自由気ままというわけにもいきませんので、最期には子供のころの気持ちでそれを迎える方が自然で合理的です。

　すなわち、幼児期は無邪気で執着心がなく、聞きたがり屋で話したがり屋で、かなり利己的で、自己中心的。

　少年少女時代は、多感で感性豊か。将来を夢み、未来に希望を託す。「よく遊び、よく学び、よく話す」を経験していれば、最期もこのままで通過できます。

110

●老いてこそ遊べ

　このタイトルは小説家の遠藤周作が2013年に出版した『老いてこそ遊べ』(河出書房新社) からの引用です。その第一章は「人生、楽しむこと」で始まり、最終章を「人生の夕映え穏やかに」と締めくくっています。

　この本では、人生何一つ無駄なことはなかったと回想し、年齢を重ねていずれは病気になり死が訪れる前の人生の夕映えを綴っています。

　人生の最期とは、夕映えのように美しい時を経て、その後に「穏やかに訪れる」ものだと感じたので引用しました。最期は決して荒々しくやって来るものではないと。

　それでは、我々にとって人生の夕映えとはどんな情景なのでしょうか。次のような場面が思い浮かびます。

【旅】→夫婦であれ、一人旅であれ、親しい友人同士やカップルであれ、日が傾き周囲が薄暗くなったことでかえって美しく映えて見える情景。この情景が人生と重なり合って旅の終着が生命の終わりを彷彿とさせる。

【日常】→毎日何気なく過ごしている日常にもやがて終わりが来る。最後の日を意識することなく淡々と過ぎてゆく普段通りの時間が、夕暮れ時になるとひときわ感傷的にも感じられる。

【成長】→日々の成長は昨日とは違った新たな自分を感じると同時に、いずれは落陽のように輝きながら消えていく夕日を経て星空に変わる、

成長の過程と最終段階の姿が目に映る。

【家族】→子供を産み育て、孫が誕生し、子離れも果たした老夫婦にとって今の安らぎは夕暮れ時にも見える。安寧のなかで迎える最期は人生への満足感で満ちている。

　よく遊び、よく学び、そしてよく話すことは、人生を穏やかな夕映えへと導きます。至福の最期につなげるために。

■10か条「今日が自分のいちばん若い日と思う」

　最期の日から見た自分は常に若い。なぜならば、最期の日は未来だからです。未来から今の自分を見れば、その自分がいちばん若くなります。つまり、今日が残りの人生の最初なのでいちばん若い日になるのです。明日よりも今日の方が若いですから。

　さて、このように考えると、残りの人生でやるべきことが見えてきます。やり残したことは何もないというのがいちばんいいのですが、そううまくいかない場合も多くあります。

　やり残しというのは、やりたかったけれども出来なかったことです。例えば、行きたかった学校、入りたかった企業、就きたかった職業、一緒に暮らしたかったパートナー、住みたかった家などでしょうか。

　ここで、ちょっと思うことは、それらの学校や企業、職業やパートナー、そして家などは本当に望んでいたものなのでしょうか。当時は

固執がありますので、そう思ったかもしれませんが、あとで冷静になった考えてみると、なぜそんなものを望んでいたかという疑問も出てきます。

そこで、もう一度冷静に考えて、今までの人生でやり残したことを一つだけ見つけてみます。何もなければ一番いいのですが。

私の場合、東大への入学が残りました。それまで全く縁のない大学だったし、見たこともなかった大学でした。それが、あるセミナーが本郷キャンパスであり、そのキャンパスからの眺めがとても気に入った次第なのです。

あとはここで学ぶしかないという強い思いで試験を受け合格となりました。その時の私は、まもなく還暦を迎える歳になっていたのですが。

●いちばん若い今日がスタートのチャンス

何かをスタートさせようとする場合、やるかやらないかではなく、いつ始めるかです。それでしたら、明日よりも今日の方がいいに決まっています。今日の方がより若いですから。若さ以外にも次のような要因を考えればやはりいま始めるしかありません。

【災害】→大地震や大雨などの自然災害で被災すれば何かをスタートさせるという余裕もなくなる

【事故】→交通事故などで大けがをすれば新たにスタートするチャンスも逃してしまう

【病気】→急な病気で入院を余儀なくされ退院しても気力と体力が何かを始めることに着いていけなくなる

【別離】→家庭環境や家族構成が変化して新たなことを始めようとしても心の修復がまず必要になる

　これらの災害や事故あるいは戦闘などが明日起こるとは限りませんが、起こらないとも言えません。ですので、今日のいちばん若い日に始めることをお勧めします。

●人生を燃焼しきればやり残しもない

　燃焼というと、人生を頑張るみたいに感じるかも知れませんが、ここで言う燃焼とは頑張りではありません。というのも私は頑張ることが嫌いだからです。頑張ると疲れますから。

　途上国を40年間踏査して気づいた「人生の燃焼」とは概ね次のようなことだと思います。

【達成感】→途上国での調査やプロジェクトには必ず目標があって、その目標に到達できれば調査やプロジェクトは完了する。完了までには紆余曲折があり、それらを経ての完了には達成感が伴う。

【満足感】→調査やプロジェクトの目標は必ずしも自分が描く目標とは一致しないことも多い。調査やプロジェクトの実施過程で両方の目標がしだいに重なり最後には完全に一緒になって完了すると満足感がわく。

114

【幸福感】→途上国を支援するのはそこに暮らす人々の幸せを願うからである。それは一方で、援助する側の幸せにもつながり、共に幸福感が味わえる。

【貢献度】→自分がどの程度途上各国の役に立っているかは相手国の反応で分かる。先方に資すれば資するほど自身の貢献度も高まり自分の価値を感じる。

　以上の各調査やプロジェクトで少しずつ日々を燃焼させながら、40年を費やして人生を燃焼したという感じがしています。それができたのは、開発援助という仕事が好きで楽しかったことと、仕事を通じて自己の向上心が満たされ、キャリアアップも図られて知見も拡大できたからです。

　本項の 10 か条では「今日が自分のいちばん若い日と思う」と題して至福の最期を迎えるための一つとして自身の経験も踏まえて書きました。最期までまだ時間があるのであれば、やり残したことは今日から始めることが大事です。明日からでいいと思っているうちに、そのチャンスが時間とともに遠のいてしまうからです。

　本章の第 3 章では『「至福の最期」のための 10 か条』と題して「至福の最期」を迎えるために必要な 10 の具体策について書きました。
　多くのがん患者が病院のベッドに横たわり、ある人はチューブやコ

ードにつながれ、ある患者は悪液質（衰弱状態）のために痩せ細り、また他の患者はうつろな目をしながらイヤホンでラジオを聞いている。

　この人たちは次に何処へ行くのだろうと考えたことがありました。がんの治療が延命である以上、その先はもうありません。それゆえに、そうならないためには方策が必要と考え、その結果がこの 10 か条です。

　そして、「最期が来る前に本当の自分を見つけておく」ことの重要性を再認識するために書いたのが次の第 4 章です。

第 4 章
最期が来る前に本当の自分を見つけておく

■うその自分を捨てれば本当の自分が見えてくる

　本当の自分とは何でしょうか。では、その反対であるうその自分とは。次のように考えることができると思います。

【本当の自分】→①心の声に沿って生きている自分
②周囲に流されず自身の価値観と信念で行動している自分
③他者を批判せず自身への批判も気にしないでいる自分
④組織や肩書は単なる事務的な区分と考えている自分
⑤利他的になろうとしている自分

【うその自分】→①本音と建前で生きている自分
②自分の考えとは異なるが周囲に合わせて行動している自分
③他者を批判し自身への批判にも激しく反論する自分
④組織や肩書きを常に上塗りしている自分
⑤利己的でしかない自分

　それでは、本当の自分になりたいと思うけれど、どうすればなれるのかと考えている、今をうその自分で生きている方へのアドバイスと

117

して、うその自分の捨て方を以下に書いておきます。

●うその自分がいちばん嫌いなのも自分自身
　自分がうその人生を送っていると気づいている人が本当の自分になるためには、例えばいま抱えている問題をまず捨てる必要があります。捨てないで新たなことを得ようとするには無理があるからです。

【合わない職場は去る】→最初は理想の職場に見えていても、時が経つにつれて、くすんで見えてくる。その理由は、あなたが日々成長し進化しているからに他ならない。同時に、組織も変化し発展するから、両者の距離は次第に広がるのが普通。そんな時は、職場を去り組織を辞めればいい。私も職場を3回変わったが、転職のたびに新たな自分を発見している。

【合わない夫婦は別々に暮らす】→夫婦も組織と同じで、常に一緒にいるとお互いが嫌になる。そんな時は離れて暮らすといい。夫婦の暮らし方も多様になっているので、一緒にいなくても世間からの理不尽な目はない。私も、妻とは隣同士の別棟で30年以上暮らしている。お互い距離をおくことが長続きの秘訣。なお、離婚は勧めない。相手がDVの暴力や経済的な困窮の原因でない限り。離婚にはエネルギーが必要だし、離婚後にも苦労が多いから。夫婦という多様な関係性をうまく使った方が賢い。

【合わない人には近づかない】→こちらからは当然近づかないが、相

手が一方的に接近してくる場合がある。とりあえずは拒まないが、あとは放っておく。しつこくつきまとう場合は行政に相談して縁を切る。

【合わない価値観に合わせようとしない】→価値を合わせることはそもそも無理なので、無駄な労力は払わない。ただし、相手の価値観にも耳だけは傾ける。

　このように、職場や組織、家庭にはうその自分として振舞ってしまいがちな要素が詰まっています。職場や組織には従業員の他にも企業文化やしきたりや習慣などがあって、自分をそれらに合わせざるを得ない環境があります。また、家庭は家族から成り立っていますので、構成員全員が満足して心穏やかに暮らしていくことは、まして家という狭い空間の中では無理があります。

　以上のような工夫によって、うその自分を本当の自分に変えていくことを最期が訪れるまでにする必要がある。

●縁が縁を生む縁の連鎖を作る

　職場を変えればいいとはいうものの、思うようには組織を辞めて転職はできないものです。それを難しくしている理由は、以下に示すように、異なった組織間を移動するときの連続性がなかったり、本人が与えた前職への貢献が少なかったりするのが理由だからです。

【転職の連続性】→いまの職場を変えて次の組織に転職する場合には一般的に従業員が職場に愛想を尽かして去る場合が多い。その場合に

は前職と次の職場とは無関係な場合がほとんどだが、これだと次の職場でもうまくいくはずがない。そもそも、次だってどんな職場であるか分からないし仕事自体にも転職によって分断が生じて、前職と次職との間につながりがない。

【組織への貢献度】→組織に愛想を尽かして転職するぐらいだから仕事を通じて前の組織にはほとんど貢献していないであろう。転職に際してあるいは転職後に前の職場から支援や協力を受けることは難しいしまずあり得ない。

　それでは、どのような転職が理想なのでしょうか。ひとつは組織同士の関係性です。つまり、前の組織と転職後の組織とが持ちつ持たれつの共助関係にあると転職後の仕事も円滑です。例えば、メーカーとコンサルや、コンサルと行政法人などの関係です。もしメーカーからコンサルへの転職であれば、コンサルにはメーカーの細かい設計技術が必要ですし、メーカーにはコンサルからの助言が役に立ちます。
　このような組織同士の関係性があることを無視して、自分の興味だけで転職してしまうと、転職後は一から始めなければならず、それまで培った経験やスキルを次の仕事に生かすことが難しくなります。
　二つ目は仕事自体の連続性です。つまり、前職と転職後の業務内容における関連性です。前職の仕事が転職後の仕事に生かすことができるかどうかです。関連がある仕事ならば、次の仕事にバトンタッチす

ればいいので、ちょうど駅伝のタスキを掛け替える感覚で、それまで
の走行距離という経験を生かせます。

　ここで「縁」の話をしますが、私の場合の転職と進学は次のような
ステップでした。
【転職】→転職前に職場の上司から転職を勧められたことで上司を介
して転職ができた。転職後も前の組織とは協力的な関係ができている。
職場の上司の縁で転職が円滑に進んだ。
【進学】→在職中に取得した技術士の国家資格が大学院進学の際に縁
となった。在職中に培った知見と経験は入学に必要なハードルを下げ
た。
【研究】→在学後は大学の研究室に入ることになるが、学生時代に知
り合った教授から客員研究員として研究仲間に誘われた。これは、学
生時代に出会った教授との縁に他ならない。
【学会】→大学の研究員であったことが縁で学会では分科会の委員を
任命された。
【町会】→夏祭りの手伝いが縁で町会長から町内会の役員にスカウト
された。
【大学】→大学の研究員が縁で別の大学の校友会支部長に推薦された。

　このように、いったん縁ができると次から次へと縁の連鎖が始まり
ます。私の経験から、縁を築くためには相手や組織に対して「真摯に

なる」ことです。

■最期までの時間は忘れて一番やりたいことを選ぶ

　がんは、急性心不全やくも膜下出血のように突然命を奪われる病で
はありませんし、コロナのように感染する病気でもありません。つま
り、最期までの時間が持てるということです。

　もし、やり残していることがあるのであれば、この間にやればいい
のですが、やりたいことを達成するのに必要な時間と、最期までの期
間に整合がなければなりませんね。そのためには、最期までの時間を
知る必要がありますが、最期がいつかは誰にも分かりません。

　経過観察を続けていると、その変化の推移で大体の残り時間はある
程度予測できますが、それはなんの意味もありません。

　また、やりたいことを遂行するのに必要な時間ですが、これは計算
できます。仮に、時間切れでできなくても「志半ばにして完遂ならず」
となるだけですので気にせずに先ずは始めることです。

●残り時間を計ろうとしなければ最期は遠ざかる

　ところが、私の例で恐縮なのですが、がんと診断されたときに医者
からは平均的な余命は10年と言われた覚えがあります。そのときから
17年、これといった症状もなく今も「健康」で元気に日々を過ごして
います。

122

今もし医者に余命を尋ねれば、10 年と言われると思います。なかなか余命通りには死なないものです。私の場合、大学院に行くというのが残りの希望でしたので、診断から 10 年以内に終了できる進学を選びましたが、時間が余ってしまいました。

どうも、残りの時間を意識しないと、最期は遠ざかるようです。もっと言えば、何かをやりたいとか、やらなければならないという「使命感」を持つことでがんも患者を攻撃してこないように思えてしまいます。

拙著『がん患者の品格』（内外出版社）には「がんを攻撃してはいけない！」というテーマで、「患者の品格はがんを制する」というコンセプトをもとに書きました。

これは例えば、がんと患者を中国とアメリカという外交関係に置き換えると分かりやすくなります。アメリカが中国を攻撃すれば、中国はアメリカに報復するでしょう。同じように、治療という攻撃をがんに加えれば、がんは患者に増殖という報復で対抗します。

国による報復手段はいろいろあるでしょうが、増殖や変異、薬剤耐性や転移などでがんも報復します。そこで、両者にとっていちばん好ましい解決策は「共存」です。つまり、治療しないということです。そうすれば、がんも報復はしません。

ただし、がんの方が既に優勢になっている場合や、がん末期で痛みや苦痛が伴っている場合には、先ずは早急にがんの勢いを止めるとか、

痛みや苦痛を緩和するなどの療法が必要です。

　余命というのは、治療した場合に予想される「残りの命」あるいは「これから先にまだ残っている命」のことですが、これだと、治療した方が多少なりとも長く生きられるという誤った印象を与えかねません。最期の日など誰にも分からないのにです。

　患者には個性があるのと同じで、がんにも個性があります。ですから、同じ部位の同じステージ（進行度）のがん患者で、同じ治療をしたとしても患者によって罹患後の経過や予後は異なります。

　そもそも、健康な人でも余命はあるわけですから、余命は病人に対してだけ使う言葉ではありません。病院で医者から「あなたの余命はあと１年です」などと言われれば、患者の精神的な落ち込みの方が大きく、そのストレスで命を縮めてしまうことすらあります。

　逆に、余命などは気にせずに悠々と生きていた方が最期は遠ざかるのです。ですから、がん患者にいちばん必要なのは自分のペースで生き延びることです。そして、がんの治療は患者が決めることであって医者任せにしないことです。

●「健康」という言葉は幻想にすぎない

　我々が健康を切望するのは当然なことだと思います。病気がなく、安全で何の心配もなく、ストレスもかからない世界、すなわち楽園を築こうと努力してきました。しかし、いまでも病気はなくならないし、

社会は不安や危険に満ちています。すなわち、我々がはるか遠くの時代から探し求めてきた「エデンの園」はもはや存在しないことが分かったのです。

　というのは、我々人間の生活は動的なプロセスで成り立ちますが、楽園は静的な概念だからです。したがって、この地球上に楽園を見つけようとしても無理なのです。

　我々は、戦うように進化し、危険の中で生き延びるようにプログラムされているので、病気もないような安心で安全な社会では生きることができないし、そんな社会を本来は望んでもいない。それよりも、もっとダイナミックで活動的で変化にとんだ社会を本能的に望んでいるのです。動物界がまさにそれです。

　さて、健康についてですが、世界保健機関（WHO）憲章の定訳（部分）で「健康とは、完全な肉体的、精神的及び社会的福祉の状態であり、単に疾病又は病弱の存在しないことではない。」としています。

　つまり、健康というのは単に病気がない状態ではないということです。では病気とは何か。広辞苑によれば「生物の全身または一部分に生理状態の異常を来し、正常の機能が営めず、また諸種の苦痛を訴える現象。」とあります。

　それでは、がんに罹ったが生理状態に異常は見られず、正常な機能が営めて、諸種の苦痛も無い状態は健康なのか病気なのか。

125

これは難しい問いです。要するに、健康と病気との境はかなり曖昧だということなのです。がんは症状が出なくても、がん細胞が塊になりがん化して、それが検査で発見されればがんという診断になりますが、がん細胞が一つもない人はいませんから、程度の問題になってきます。あとは気持ちの問題です。

　それならば、がんという病名がついたとしても、それで一喜一憂することもないでしょう。症状があるならば、それを緩和すればいいのですから。

■自分が生きた証はどこにあったのかを考える

　証というのは「証明すること。疑いをはらす証拠」（広辞苑）だそうです。別に証明する必要もないのですが、ここでは自分が生きてきた軌跡をたどってみてはどうかという提案です。そうすることによって、今日まで生きてきた意味がはっきりするからです。

　朝起きたときに、今日は何をしようかと思うでしょう。仕事に行くとか、何かを仕上げるとか、ゆっくり休息するとか、買い物に出かけるとか。それら日々の連続が今の自分なのです。次に証の例をいくつか挙げておきます。

【建設】→携わったビルや家の建設や、その設計や工事に与えた影響など今も残っている建築物や工事仲間たちとの交流が証となる。

【飲食】→来客に提供したサービスや、心を込めて仕込んだ食べ物に

満足して帰る顧客たちへの記憶が証となる。

【執筆】→何かを発信しようとして社会に自分の考えや構想を伝えることで人々に共感を与えていることが証となる。

【美化】→清掃業務などで街を奇麗にし、人々の社会生活が快適になっていることが証となる。

　これらは、仕事という切り口で書いていますが、家庭や社会における私人としての営みにも各人各様の生きた証があるはずです。例えば、子どもを育てたとか地域の見守りをしてきたとかです。

　このように、生きる過程では様々なことが繰り広げられ、人生という物語を綴っていきます。そして、何よりの物語は、生きていること自体です。

●生きていること自体が人生なによりの証

　ここで、自分がなぜ生まれてきたのかを考えてみましょう。それは、やることがあるからです。では何を？　それは、他者との繋がりの中で見つけることができます。つまり、他者があなたに求めていることが、あなたが本当にやらなければならないことです。したがって、やることは人それぞれによって違います。例えば、次の例のように。

【看護】→元気になるまでのあいだ看護を必要としている人は大勢いる。その人たちの求めに応じるために看護職に就くことは他者との関係性を築き人とのつながりの中で自身の存在と使命が見いだせる。

【説教】→寺の住職や教会の牧師が大衆に対して宗教の教義や経典を伝えることで現世での生き方を説く。宗教間での違いはあるものの、説教者は大衆の悩みを聴いて解決する中で他者との関係性を知る。

【清掃】→家の外周りを奇麗にすれば街も美しくなりそこで暮らす人々の心も明るくなる。箒と塵取りがあればできることで町会でも貸してくれるところがある。街を奇麗にしながら近隣の人たちと交流することで自身の役割も見えてくる。

【自治】→住んでいる自治体では自治に必要な役割を住民に担ってもらうべく募集を行っている。これらに参加することで自身の必要性が社会のなかで浮き上がる。

　私の場合などは自身を振り返ってみると、40年にわたり途上国への開発援助をしてきた中で、多くの人たちと出会い、双方の意思を伝えあいながらお互いの存在を意識したものです。

　このように、生きて社会活動をする中で、生まれて生きていること自体が人生の証であることに気づくのです。お互いの心の中に思い出が残っているからです。

●「感謝と思い出」こそがあの世に持っていけるもの
　至福の最期を謳う以上は、旅立つ先に持っていくものも最上でなければなりませんね。金品や財産など形あるものや、地位や身分などの

自己満足的なものは持っていけません。そう考えると、この世に対する「感謝と思い出」があの世にまで持っていけるものということになります。

　それは偏に、感謝に満ちた生き方と思い出多き人生を送ってきた成果に他なりません。これこそが人生の証なのではないでしょうか。

　がんと診断されたときのことを考えてみましょう。がんに罹ったことに感謝する人は少ないでしょう。なぜ自分ががんにという憎しみの気持ちさえ覚えるかも知れません。

　『サイエンス』に掲載された論文には「ガンになるかどうかは偶然の結果」だと述べられています。その理由は、我々人間が生命を維持していくためには、常に細胞を複製しなければならず、その複製はDNAにコード化されている遺伝子が制御していますが、DNAは損傷を受けやすく、その損傷が蓄積されると複製は制御されることなく増殖してがんになります。

　それでは、DNAに損傷を起こさせるものは何でしょうか。これは、タバコや食品に含まれる発がん物質、医療放射線の被ばくなどですので、これらは極力避けることができますが、酸素を呼吸することでDNAを損傷させるフリーラジカル（活性酸素）は回避することができません。

　すなわち、生活習慣でDNAの損傷はある程度抑えることはできるものの、フリーラジカルのような内在的要因があるので、人間のような

多細胞生物にとってがんは避けがたい現象と考えられ、がんに罹るか罹らないかは偶然が作用しているのです。

したがって、偶然がんに罹ってしまったとしても、感謝と思い出をたっぷり携えて旅立った方が賢明だと思いませんか。

■この世における自分の役割は本当に終わっているかを自問する

ホロコースト（大虐殺）からの生還者であるオーストリア人の心理学者ヴィクトール・フランクルは著書『夜と霧』（みすず書房）の中で「生きる意味とは、『私は人生にまだなにを期待できるか？』と問うことではない。『人生は私になにを期待しているか？』と自分に問うことです。」と書いています。

つまり、「人生が自分に期待していたことは残さずやったのか」ということになります。それでは「人生が自分に期待していたこと」はどうやって知ることができるのでしょうか。以下のように分けて考えると分かりやすくなります。なお、これらの問いに正解はありません。

【仕事を通じての期待】→学生のころから将来どんな職業に就きたいという希望がある。その希望が継続することもあるし途中で変わることもある。あるいは希望通りの職につけても次の新たな希望が湧いてくるかも知れない。希望を持ち今の仕事を充実させることが、人生があなたに期待していること。

【パートナーとしての期待】→結婚しているかしていないかは別として、相手の希望や価値観や仕事はあなたのそれらにも影響を及ぼす。双方の間に折り合いをつけて最適な道を見つけてそれに倣うことが、人生があなたに期待していること。

【子孫を残すという期待】→親になるかならないかという選択を含め、どうすることがいちばん理想なのかを次世代が享受できる社会環境配慮が、人生があなたに期待していること。

【社会の一員としての期待】→仕事以外の領域で社会へどのように貢献しているかという期待。地域活動やボランティア活動など、あなたが仕事を離れたときの活動が、人生があなたに期待していること。

【自然の一部としての期待】→自分が地球上の生物で、それをとり囲んでいる広大な宇宙の波動の中に存在しているという意識を持つことが、人生があなたに期待していること。

　いかがでしょうか。上述の期待にまだ応えていないものがあれば、それが終わっていない役割です。

●意識を変えるだけでも終わっていない役割は終了できる

　意識（consciousness）とは「今していることが自分で分かっている状態。知識・感情・意志などあらゆる働きを含み、それらの根底にあるもの。」（広辞苑）だそうです。

　つまり、今までの人生にやり残したことがあったかどうかは、それ

に気づいているか気づいていないかであって、そのやり残したことが意識に上がってくれば、それはもはやり残しではなくなってしまうということです。

　最期までに時間の余裕があれば、気づいたやり残しをやればいいし、時間も体力もなければ、気づいただけでも立派なことです。それらに気づかず、役割はすべて終わったと勘違いしながら最期を迎えるのは本人にとって悲しいことに他なりませんから。

　さて、「人生からの期待」についてもう少しここで考えてみましょう。

　「仕事を通じての期待」は、今の仕事が楽しいかどうかです。楽しくもない仕事をいやいやるのは、人生からの期待ではないような気がします。ただし、今は苦しいが山を越えれば楽しくなるというのであれば別ですけど。

　ですので、長年仕事をしてきて、それによって自分が燃焼できたと感じる状態が理想ですが、必ずしもそうはいかないことも多いでしょう。

　そのような時は、仕事を変えることです。転職なり転部なりで今の状況をいったんリセット（仕切り直し）し、今までのことは捨てて新たに出直すことです。

　「パートナーとしての期待」は、そのパートナーと一緒にいて楽しいかどうかです。楽しくなければパートナーにはなり得ませんので、

双方が楽しい状態で過ごせていればいいのです。そうでなければ、お互いが楽しくなるための方法を二人で探します。見つからなければ、別れるのもやむなしですが、それは最後の判断です。別れれば双方の心にしこりが残りますから。

「子孫を残すという期待」は、次の世代が自然環境と社会環境を享受できるかどうかという見極めが求められます。世の中がますます悪くなっていくとか、自然環境が年々悪化して自然災害も多発するという状況で、社会や自然、あるいは次の世代に自分が何をできるかを考えるという行為が必要です。

「社会の一員としての期待」は、あなたが行う社会活動やボランティア活動ですが、地域社会から全く隔絶した生活を今まで送ってきた人が急に地域へ入り込むのは難しいかもしれませんね。例えば、会社の要職にあった人が定年で組織を去れば、今まで何ら関心を持たなかった地域とは無関係ですから、地域の一員となるきっかけが見つかりません。先ずは、家の前の掃除から始めてみてはいかがでしょうか。そうすれば、それを見ている人が必ずいますから、立ち話へと発展するでしょう。そのような行為が、社会の一員としての期待です。組織の一員ではなく。

「自然の一部としての期待」は、人間だけが特別の存在ではないと

いう気づきです。そして、宇宙の中の小さな存在であるという意識です。この気づきと意識があれば、自然を好き勝手に使っていいという傲慢さを払拭し、多様な生物の一員であるという謙虚さを生じさせますので、この気づきと意識が、人生からあなたへの期待です。

　以上のように、自問することで人生のやり残しが分かったような気がします。それに沿って行動すればいいですが、意識するだけでもいいのです。なぜならば、行動するよりも意識を変えることの方が、ずっと難しいからです。

●生きているだけでも人生の役割は十分に果たしている
　このことは、がんに罹ったときになお一層感じるようになります。というのも、がんという死に至る病を患っているから、生きるあるいは生きたいという気持ちが台頭するからです。
　私は、2016年の4月から大学でアジアのがんについて研究を始めました。そして、がんに罹ったときにアジアの人たちはどのような治療をするのだろうかという問いの答えが5年後の2021年3月には何とか出ました。
　それによれば、がんの治療というのは医療だけのテーマではなく、家庭や家族、社会や文化などにも及び、患者の価値観や世界観からも影響を受けることが分かりました。例えば、中国ハルピン市の中心から車で30分程度離れた村では、年寄りががんに罹っても多くの人は治

療することを望みません。そんなことにお金を使うよりも孫たちを大学まで行かせろと言います。これは、中国の医療保険制度と個人の価値観に由来しての判断なのでしょう。

あるいは、マレーシアやヨルダンなどでは政府系の病院と民間の病院とに分かれており（ここまでは日本でも同じ）、公共の病院は受診料が安く、民間のそれは高くなります。その結果、生活に余裕がある家庭は民間病院で優良な治療を受け、余裕のない人々は公共病院で十分とは言えない診察と治療を受けることになります。

また、治療方法も治療に使う薬剤も各国の医療事情に応じて様々です。標準的な治療法は世界保健機関（WHO）のガイドラインがありますが、国の経済事情や患者の経済状態に合わせた薬剤の処方が行われているのが実情です。

途上国での開発援助やアジアのがん治療に関わる調査をしてみて分かるのですが、治療して生き延びるよりも日々生活して生きていくことの方に力点が置かれています。治療よりも日々の生活なのです。そこには、生きているだけで人生の役割は十分に果たしていると感じます。

本項では人生の役割について書きましたが、「生きていること自体が人生の役割」であるというのが結論です。

■自分がどこから来て何処へ行くのかを想像する

　我々人類がどこから来たのかを遡っていくと、40万年から25万年前に現れたホモ・サピエンスまで辿り着きます。そこまでさかのぼらなくても、自分の両親やそのまた両親、そしてその両親と過去のつながりを見るだけでも、今の自分の存在は奇跡的であることが分かります。

　例えば両親がいたとします。生殖可能な男性と女性が生涯に生産できる精子数と卵子数から計算すると、いま自分が存在する確率は1400兆分の1程度になります。同じ両親でも、違う精子と卵子が受精すれば、それは今のあなたではなく、違う人が生まれます。

　この計算は一世代だけを視野に入れた計算ですから、二世代や三世代まで含めたらその確率はさらに下がります。まして、地球上で生命が誕生する確率と、宇宙で地球が誕生する確率まで含めると、我々がいま生きている確率は、限りなくゼロになります。それほど、「今の我々は奇跡を超えた存在」なのです。

●生まれる確率は無限小ゼロでも死ぬ確率は100パーセント
　厚生労働省の統計では、40歳から89歳までの死因のトップは悪性新生物、つまりがんです。90歳から99歳までは心疾患が最多で、100歳以上は老衰が1位になります。そして、いずれにせよ人は100%の死を迎えるわけです。

136

　それでは、死んだ後の世界はどのようなところなのでしょうか。それは、誰にも分かりませんし、死後の世界を考えるよりも、今までの人生を振り返って「自分は何のために生きているのか」という問いの方が重要です。

　家族や地域社会とのつながりや人間関係、他者への貢献や気遣い、自分の成長など生きている目的はいくつもあります。以下に挙げてみましょうか。

【家族との繋がり】→この世に生まれてきたのは親がいるからなので、両親を含んだ兄弟姉妹や祖父母など家族同士のつながりを良好に保つことは生きている目的でもある。

【地域との人間関係】→生きている以上は地域社会から必ず恩恵を受けているので、そこに住む人たちとの関係を楽しむことは生きている目的にもなる。

【社会への貢献】→社会への不信感はあるものの社会からはインフラや公共サービスなど数々の利益や便益を受けているので、それに見合う社会貢献をすることは生きている目的の一つである。

【他者への配慮】→自分一人だけで生きられるはずもなく人生は常に他人との関わり合いで成り立っているので、他者の人生に対する配慮や他者への恩返しは生きている目的とも言える。

【自己の成長】→自分の成長ももちろん重要な目的である。成長するにしたがって他者への貢献度も増すので、自分が成長していくことは生きている目的となる。

これらとは逆に、生きている目的にもならないことは次のようなものではないでしょうか。

【偏差値や学校の優劣】→偏差値で生徒を序列化して比較し、その順位で学校が決まり、卒業した学校で仕事が決まる。偏差値や学校が人生の目的でないことは明らかであり、偏差値主義という呪縛は時として人生をも狂わす。

【地位や職業】→組織内で獲得した地位や身分は自分の努力で獲得したわけではなく、ただ与えられたものである。このようなものが人生の目的であるはずもなく、地位や職業に固執しようとすれば忖度の人生が待っているだけである。

【資産や財産】→資産や財産をあの世にまで持っていくつもりであろうか。あるいは、三途の川を渡るときに閻魔様へ現金を渡してあの世でも高い地位や職業を所望するのであろうか。これは、生きている目的ではなく死んだあとの目的である。

●死後のことは考えずに生きることを考えて最期を迎える

　ここでちょっと物理の話で休憩します。我々は身体という物質を持っていますね。物質だと感じるのは、触るとその存在が分かるからです。

　ところで、身体は「原子」で出来ています。そして、原子は中性子と陽子と電子で構成されています。さらに、中性子と陽子はクオークという小さな粒子に分解することができます。クオークはこれ以上分

解できないので「素粒子」と呼んでいます。

これは、我々人間だけでなく、他の動物も植物も鉱物も地球も宇宙も同じ構成です。原子はその中心に原子核と電子と空間から成りますが、この原子を東京ドームの大きさ（約 4.7 ヘクタール：東京の銀座が 3 つぐらい簡単に入る）に例えた場合、原子核の大きさは米粒程度なので、原子のほとんどは空間です。

そうであれば、我々の身体もスカスカの空間で出来ていることになりますが、実際に物質として存在しているのは、その空間を「電子」が高速運動をして埋めているからなのです。

つまり、我々の身体は、物質というよりもエネルギーであって、エネルギー体として今を生きていることになります。

さて、ここからが本番です。これら原子や素粒子は、粒子の性質に加えて波動の性質もあることが分かっています。波動は電磁波と同類ですから、我々の身体からも波動が出ています。この波動には周波数があって、似たような周波数を持つ者同士が集まる傾向にあります。類は友を呼ぶように。

すなわち、悪い波動を持つ人には悪い人たちが近寄って来るし、よい波動の人のところには自ずと良い人たちが集まってきます。なお、死んだ後は波動を送る送信機もなくなりますので、我々の存在は無に帰します。残るのは、生前の波動をどう活用し、エネルギーを何に使ったかという履歴だけです。

以上のような理由で、死後のことよりも生前の生きている自分のことに思考とエネルギーを注力することが重要なのです。死んだあとに、至福の最期が築けるはずもありませんので。

■人類と地球がこれからどうなってしまうのかを空想する

　多くの専門家が我々人類や地球の未来を予測しています。悲観な見通しから楽観的な予想まで様々です。以下は今年（2022年）から、これからの人類と地球に対する私の考察です。

【2025年】（3年後）→経済活動を最優先にした社会も限界が顕著になってくるので、人類存続のために地球温暖化への防止策や地球環境保全などの対応が世界的に行われるものの、著しい効果は見られず、経済も低迷してくるので不安定な社会へ進むなか、自己の保身に汗を流す人々が増え、今まで得られていた日常生活の利便性や公共のサービスは低下傾向となる。

【2050年】（28年後）→天然ガスを含めた化石燃料が枯渇しはじめるので、エネルギーの争奪が顕著になる。このため、国同士の争いが頻発し、世界全体が不安定化する。異常気象の影響で水や食料も不足するので社会はますます不安定な状況になり、人々は利己的になる。

【2075年】（53年後）→国家間の対立が顕著になると、国として戦費を賄えなくなることから逆に国同士の統合や連携が進み、次第に効率的なエネルギー利用や社会サービスは登場するが、地球環境の汚染な

どそれまでの負の遺産の処理に莫大な費用が発生することから、過去の清算という課題が生じる。

【2100 年】（78 年後）→やっと循環型社会の兆しが見えてくるので、過去の轍を繰り返さないような環境配慮や経済システムが構築される。偏差値、地位、身分などといったハイアラーキー（階層構造）の価値や社会での意味が薄れてくることから、自分の本性や生活スタイルを発揮しやすくなる。

　自分がいつ最期のときを迎えるかは分かりませんが、これからの100 年は、恐らく困難が多い時代になると思います。そんな中で至福の最期とは、自分だけが良ければいいというものでもなく、次の世代や子孫の幸福と繁栄があってこその「至福の最期」です。

　そのためにも、今を謙虚で真摯に、他者と地球への配慮を忘れずに日々を生きる姿勢が我々には求められています。

●だれにでも今日からできる国際協力

　私が大学院の学生だったころ、人間中心の国際協力を実現するためには「国際正義」と「国際公共財」に対する理解が不可欠であると教えられました。これには、一国の政府だけで対処できない諸問題を他国や市民が力を合わせて取り組む手立てという意味を内包しています。

　この国際協力とは奇しくも逆行するかのように、ウクライナへのロシア侵攻や米中間の摩擦など、国際社会での懸念材料は事欠きません。

そんな中で、われわれ市民ができる国際協力は何でしょうか。例えば、次のようなことがあります。

【地球に対して】→環境に負荷をかける自動車や航空機を使っての移動の自粛や循環できないゴミになる物の不使用

【人々に対して】→国境なき医師団やユニセフなど国際的な支援活動を行っている団体への寄付

【自分に対して】→かつての常識は非常識であるという意識の変換と今までの当たり前を「有難い」と思える意識の転換

【社会に対して】→難民など母国を追われた外国人に対する自宅での一時的な滞在や癒しなどの提供

　考えれば他にいくつも思いつくものです。自分が受け身になって与えられるものを待っているようでは、国際貢献などできません。他人よりも先ずは自分という利己的な考えをいったん捨てて、他にも目を向けて施しをすることで、施した恩恵はやがて自分に戻ってきます。

●しょせん宇宙船地球号に乗り合わせた同じ乗客たち

　月や火星に人類が移住して生活しようとする議論が各国で行われています。その真意には、もう地球には住めなくなるから次の新天地を探そうという意図と、技術を誇示しようとする各国の思惑があります。

　しかし、技術的な課題が解決できたとしても、重力や大気や気温が地球とは大きく異なる空間にシェルターを建設して人間がその環境下

で肉体的にも精神的にも満足して生活できるとは到底思えません。

　ということは、我々がこれからも生き続けていける場所はここ、すなわち地球しかありません。宇宙船地球号に乗っていながら、他の乗客が気に入らないから他の宇宙船に乗り換えるなどという我儘（わがまま）などが通用するはずもないからです。

　現実に、地球の資源は限られていますから、それを循環可能な方法で公平に分配して生きていくしかないわけです。技術がすべてを解決すると考えている人は多いと思いますが、技術は常に正義に働くわけではなく、悪魔にもなりうることは原爆投下などの歴史が語っているとおりです。核兵器や戦闘用の武器なども技術によって日進月歩で性能が急速に向上しています。

　このように、我々が置かれている状況を俯瞰することで、今の自分が生きている環境をより正確に把握できるようになります。このことは、自分への気づきを促し、他者を気遣う心を醸成し、社会や世界に対して自分ができることを明確にします。

　死んだ後の地球を知って迎える最期と、想像もしないまま去っていく最期とは、同じ最期でも質と壮大さが違います。

　以上第4章では「最期が来る前に本当の自分を見つけておく」と題して、自分がどのようにしてこの世に生まれ、この世における自分の役割が何かを考え、自分が世を去った後の世界がどうなるのかを想像

することで、よりよい最期を迎える準備ができるということを書きました。

　その準備をしたうえで、次の第5章では「せっかく罹ったがんで人生をまるごと変えて仕切り直す」というタイトルで書きました。

第5章
せっかく罹ったがんで人生をまるごと変えて仕切り直す

■いやな職場は離れ転職して居心地のいい仕事に就く

　がんを発症することによって、いちばん影響が及ぶのは仕事ではないでしょうか。次のパターンが考えられます。

①【仕事は休職して治療に専念する】→仕事はある程度がんの治療効果が見込まれるまで休んで、健康を回復した時点で復職する。

②【仕事をしながら治療もする】→仕事を去るわけにはいかないため仕事を続けながら治療も行う。

③【治療はしないで仕事を続ける】→仕事は辞めたくないか止められないため治療を断念して仕事を続ける。

　①は、がんの勢いが強い（悪性度が高い）場合が考えられます。週ごとにがんは増殖しますので、早急に治療をする必要があることから、先ずは仕事を離れて治療に専念するケースです。

　なお、このような場合でもがんが完治することは稀で、治療と言っても延命にすぎないことが多いことから、職場への復帰は多分に困難を伴います。ですので、とりあえずは休職しますが、退院したら余生を充実させることに心がけることです。

145

②は、がんの悪性度が高くない場合が想定できます。仕事と治療を両立することになりますが、どちらも中途半端になりやすく、仕事もうまくはいかず、治療結果も芳しくないという状況に至ることが容易に想像されます。がんの状態を観察しながら、仕事か治療かどちらかを様子を見て判断することが必要です。

③は、がんの悪性度が低い場合が考えられます。仕事が好きで辞めたくないのであれば、がんの経過観察をしながら仕事を続ければいいですし、事情があって仕事を辞められないのであれば、同じく経過観察をしながら仕事を続けることになります。

私の場合はがんの悪性度が低かったので、途上国での仕事は続けながら経過観察を行っていましたが、抗がん剤治療はしていません。

ただし、がんの悪性度は時を選ばずに変化しますので、経過観察を怠らずに対処することが重要です。

以上のように考えると、次のように結論できます。

【今の仕事を辞めたい場合】→がんを機に退職して治療をしながら経過観察で様子を見て次の職場を探す

【今の仕事を続けたい場合】→経過観察は行うが治療をせずに仕事に専念して自身のキャリアアップを図る

　以上のようななかで適切な状況判断を行い、がんをきっかけにより
よい仕事や職場環境を探すことができます。なお、次に良い職場が見
つかるかどうか、あるいはがんと告げた時の職場の対応は、あなたが
いま就いている仕事にどれだけ真摯に対応しているかに依存します。

●満足な転職ができるかは今の仕事への真摯さに依る

　　上の①と②について補足しておきますが、そもそも職場ががん治
療のために休職を認めるかどうかがあります。そして、仮に復職がで
きたとしても、休職期間のブランクは簡単に取り戻せないことが多く、
休職前と同じ職場環境で仕事を再開できるわけではありません。

　また、仕事も続けて治療もするとなると、仕事のスケジュールと治
療の予定がうまくかみ合うかどうかが問題ですし、治療のために病院
へ出かけている時間の賃金は支払われるかどうかも課題になります。

　職場にがんであることを申し出た場合に、職場がどのような反応を
するかは、あなたの今までの働きぶりによって異なります。これに、
あなたの能力や技量、さらに人間関係が加わって職場は判断しますの
で、就業規則に述べられているとおりにはいかないこともあります。

　仕事とがん治療で考えなければならない判断材料の例は次のとおり
です。
【がんのステージと悪性度】→ステージは進行度で悪性度は性質のこ
と。自身のがんがかなり進行していて悪性度も高い場合には躊躇せず

147

に治療を選択する。

【自分の体力と経済力】→自身の年齢や基礎疾患などの体力に備蓄があるかどうかで判断する。また、治療が完了するまでの経済的な余裕があるかどうかも判断材料となる。

【延命治療をするかしないか】→治療しても完治はしないという場合の判断で、延命で生き延びるか自然に任せた死を選ぶかを選択する。

【人生への夢と希望】→治療するもせずも、夢と希望を医療に任せるか自然の治癒に任せるかの判断で、自身の人生観や価値観に加え、医療や科学技術的な知識が判断を左右する。

●賢いがんはあなたの仕事を妨げない

　賢いがんとはどんながんかといいますと、「あなたと共に生きようとするがん」です。このようながんは、がん自体が増殖は試みるものの、患者との共存に力点を置いています。というのも、患者が死ねばがんも死ぬからです。

　ですから、賢いがんは自ら患者を攻撃することはありません。ところが、患者は治療という名でがんを攻撃します。そうなれば、がんも報復しますから、結果は共倒れになります。

　がんが既に優勢な状態になっていて、共存できるような環境でないのであれば、今までのあなたの振る舞いを振り返ってみる必要があります。治療という名目でがんを攻撃していなかったか、日々の生活に

おいてがんに優先権を与えるようなことが習慣化していなかったかなど。

　私の場合は、がんが喜ぶような生活習慣でした。でも、私ががんと診断されてからは今までの生活習慣を改め、双方の共存を意識しました。

　例えば次のとおりです。

【酒を飲んでストレスを溜めない】→がんを優勢にする要因はストレスが大きく起因するので、ストレス軽減のために「適度な」アルコールで発散を図った

【生活の糧である仕事は辞めない】→一定の収入があることで、経過観察を通してがんが優勢になったときでも対応できるように用意した。

【経過観察でがんを見える化する】→がんの動きを監視するために定期的な経過観察を行い、相手がどう動こうとしているのかを事前に察知することで構えた。

【笑いを処方箋にする】→笑いが何よりの良薬と考え、寄席に行って落語を聴きに行った。医師が「落語」という処方箋を出せば患者は3割負担で寄席に入場できるようになればいいと思うが。

　このように、がんと対話しながら共存すれば、いまの仕事も辞める必要はないし、治療のためと言って職場に気兼ねしながら病院通いする必要もなくなります。私が、がんとの共存を主張するのはかかる思いがあるからです。今の自分が、共存の恩恵を受けているから、それ

を読者にも伝えたいのです。

■がんを体験し新たな道へと進んでがん患者に寄り添う

がんを経験すると、がん患者の気持ちがよく分かるようになります。今まで全くの他人だった人でも、がんという共通項で仲間になれるからです。

中には、がんの治療やケアを経験したことで、自分もがん患者のために医療従事者を目指して再スタートする人もいます。

私が東大大学院の医学部で医師や看護師と一緒に授業を受けていた時も、がんをきっかけに医療とは全く違った職域から医学部に編入して医師になったという人もいました。がんを経験することによって、がん患者の心境が理解でき、その後はがん医療の専門家になって患者に寄り添おうとするのは極めて順当だと思います。

●自身で関心のある方向が新たな道

日本では、医学部というと何か特別な学部のような印象があります。偏差値が高くて優秀な学生たちが集まるというような。しかし、この集まりの中には医師に不向きな学生たちも多く含まれています。ただ偏差値が高いという理由だけで、自身のブランド的に受験する学生もいます。

それに親も加担して、とにかく東大やら医学部とかへ入学させるこ

とに躍起です。それを取り上げるメディアもあるくらいですから。自分の子供を何人東大理 III（医学部への入り口）に入学させたとか。最高にくだらない。

　あなたががんに罹って、何らかの気づきから今の人生を変えようと思ったら、次に何をしたいかが要です。ざっくりと、工学か哲学か科学かとか、医療にかかわる薬学か看護か介護かなどです。

　あるいは、エッセンシャルワーカーとして社会に貢献することだってあり得ます。要は、あなたの心を満たす行動をすればいいのです。それは、がんに罹ったことによって得た気づきというがんからの褒美に他なりませんので。

　例えば、次のような新たなる道があると思いますよ。
【医療】→医師、看護師、臨床検査技師、理学療法士、薬剤師、作業療法士など。これらは国家試験に合格しなければならないので、それを準備する覚悟が必要。
【漁業】→海洋で自身の身体を張って自然に向き合う職業。船長の免許があるといい。私は小型船舶操縦士だが、いままで一度も使う機会はなかった。
【運輸】→トラックの運転をして物流に寄与する。私は大型トラックの運転免許を今でも保有しているが乗る機会はまだない。
【技術】→これからの世界は技術の進展なくして存続もない。将来を

見据えた技術者への転身もある。私は40代で技術士になり、本格的な政府開発援助に取り組んだ。

【教育】→次の世代を担う若者たちへ自身の価値や考えを伝える教師になる。私も教員免許はあるが教壇に立つ機会はなかった。

【介護】→私は自分の親を介護施設で面倒をみてもらっているがスタッフの献身的な働きにいつも頭が下がる。働き手が不足している今は介護職に就くよい機会。

【サービス】→飲食店やコンビニの店員、あるいは社会が必要としている日常的な公共サービスがある。資格や免許は特段必要ないので本人の気持ちがあればできる。

　以上はほんの一例にすぎません。今の仕事とは別な方向に興味が向いているのならば、がんをきっかけに、そちらへ方向転換することも一案です。

●自身のがんを体験してアジア諸国の患者を知りたくなった

　一生懸命に仕事をこなしてきて、突然がんを宣告されたら誰でも動揺しますよね。でも、これは自身をリセットするいいチャンスなのですよ。それまで、仕事をしてきて人生にどれだけの満足が得られたかはあまり考えることもなかったと思います。皆も同じような考えで仕事をしているかと思って。

　新たな道について先述しましたが、一層のこと組織に属さない生き

方もあります。組織に属すると、自分の自律性（自身の規範に沿って行動すること）や意思決定への関与が難しくなりますから、組織には属さない農業や自由業などへの道も開かれています。

　私もがんを宣告された時は、こんな場合に他国の患者たちはどう振舞うのかを知りたくなり大学院でがんの研究に従事した経緯があります。

　その結果、次のことが分かりました。

【何もしない】→完治することがないのであれば時間とお金をかけて治療することはばかげているからそのままで治療はしない。

【治療はする】→医者が治療を勧めるからするが積極的な治療ではなく消極的でやむを得ないでする治療である。

【余生を楽しむ】→がんは自然現象なので罹患しても治療することなく最期の日までただ楽しんで生きる。

【後世に役立てる】→自身の病状と経緯を後世の医療に役立てるために学会などで発表する。インドネシアではペットのネコに看取られて逝くがん患者の紹介があった。

【医師と議論する】→アメリカなどの先進国では治療を望む患者が主治医と活発に相談する。治療方法が多岐にわたる場合、例えばホルモン療法か手術かの選択でも国が違うと選択は大きく異なる。決して医者任せにしない。

　以上のように、がんをきっかけとしてその後の人生を仕切り直すこ

とができます。がんに罹ったことは決して不運なことではなく、むしろ次のチャンスを与えてくれた幸運だと思えばいいことです。

■がんから得た気づきをもとに人生を再スタートする

人生をどのように再スタートさせるかは、あなた次第です。私の例で恐縮なのですが、52歳でがんを告知され、医者からは抗がん剤による治療を勧められましたが、断りました。完治もしないし延命治療だからです。

それに気づくには、ある程度の時間がかかりました。でも、結論は簡単です。苦痛を伴う治療よりは、酒でも飲んで楽しく天寿を全うする方がどれだけ幸福かです。

医者は治療を勧めます。というのも、治療しなければ彼らは失業するからです。医者の仕事は治療で、白衣はその舞台衣装ですので。

学会もそれを後ろ押しします。当然ですね。学会の存続は、「がんに罹ったら、病院で医師の診断を受け、しかるべく治療をする」ことが「常識」として流布されていますから。

しかし、よく考えてみてください。治療して完治するならばともかく、延命にどのような意味があるのでしょうか。それは、あなたの判断です。

私の場合、進行がんと診断されたときはもう助からないと思いまし

た。でも、助からないといっても、健康な人より多少は寿命が短くなりますが、その間にできることもあるのではないかと。

　いつが最期の日になるかは分かりませんが、私の場合は告知から次のように過ごしました。

【自分のがんについて知る】→どんながんが自身の身体に住みついているのか徹底的に調べた。

【仕事は続ける】→海外での技術外交を中断するわけにもいかず、何よりも楽しかったので仕事を続けた。

【大学院に入学する】→定年も迫ったころに人生のやり残しがあると気づいたので大学院の試験を受けて入学した。

【酒は飲み続ける】→酒は身体によくないと言われるが人によるので体調を維持するためにも飲み続けた。

　酒を飲み続けてどこが人生の再スタートかと問われるかも知れませんが、還暦まぢかにして大学院に入学したことは再スタートに違いありません。一つのエポック（人生を画する出来事）があれば、りっぱな再スタートですから。

●いつかは自分もがんに罹るという思いで人生を準備する
　人生を再スタートさせようと思っても、新たな仕事に就くためには資格や免許が必要になる場合が多いです。がんを宣告された状態で、

そんな準備に時間やお金を費やす余裕もないと思います。

　そのためにも、まだ若いうちにいざというときに備えておくことをお勧めします。私の場合、将来のがんを予測していたわけではありませんが、罹患する前には次の資格や免許がありました。

【大型自動車運転免許】、【一級小型船舶操縦士】、【大型自動二輪運転免許】、【移動式クレーン運転士】、【特定化学物質等作業主任者】、【高等学校普通教員免許状】、【通訳技能検定】、【電気通信主任技術者】、【技術士】、【APEC エンジニア】、【IPEA 国際エンジニア】など。

　私の場合はがんに罹り転職して人生を再スタートさせる機会も必要もなかったので、これらの資格や免許を使うことはほとんどありませんでした。私の再スタートは、還暦まぢかで大学院へ入学したときに始まります。

●がんに罹ってからでもできることはたくさんある

　東大大学院へ私が入学したのは 57 歳のときで、がんの告知を受けてから 5 年後のことです。告知を受けたのは 52 歳のときでしたから、あと何年生きられるか分からなかったので、その時は、自分の人生にやり残しがなかったかどうかを考えました。

　その結果、大学院にはまだ行っていなかったので、それが自分のやり残しであることに気がつきました。告知から入学までの 5 年間は受験勉強です。勉強というよりも、楽しい 5 年間でした。東大の博士課

程を受験するには、修士課程を既に修了している必要がありましたが、当時の私は学卒（学士）でしたので、受験資格すらありません。そこで、次のような計画を立てたのです。

【修士課程を修了する】→途上国支援の仕事をしていたことから通学は無理なので通信制大学院に入学する。修了まで 2 年かかるが渡航の合間にレポートの提出やスクーリングを受けるなどの末にやっと修了できた。

【自分と相手を知る】→東大を知るために指導教授の研究室を訪ね、どのような学生を望んでいるかを聞き、自分の技量で入学ができるかどうかを判断した。

【支援者を探す】→教授からは聞けないこともあろうかと思い、東大の先輩を探した。幸い、居酒屋で知り合った人が受験先の院生だったので情報を求めた。

【同等と認めた者で受験する】→修士修了見込みでは当時受験資格がなかったので、大学がそれと同等以上の者であると認められたケースで受験した。「同等」を証明するための確証集めには苦労した。

　受験結果は合格でしたが、受験時には何となく合格できるだろうというインスピレーション（ひらめき）がありました。というのも、40 年ちかく途上国の開発援助に携わってきていたので、東大大学院の専攻である「国際協力学」の分野では、誰にも引けを取らないだろうという自負があったからです。

がんに罹ってからでも、人生を再スタートすることができます。その時に必要なのは、あなたの人生観とマインド（心の持ちよう）だけですから。

■がんを境に今までとは違った景色を作る

　がんに罹って、治療によりがんが寛解あるいは治療を中止し、家での生活を再スタートしたとき、その状況は人によって様々です。次のような光景が想定できますね。

【罹患前と同じ】→罹患前と同じ体調まで回復して元と同じ生活に戻るが、がんに罹ったことによって世界観や価値観が変わった。

【仕事と両立】→完全に体調は回復していないが、ペースを落としながら仕事にも復帰し家での生活もできるようになった。

【家で養生】→いま以上の回復は見込めないので、家で最期のときまで体をいたわりながら好きなことをして過ごす。

　いずれの状況であっても、せっかくがんに罹ったのだから元を取るためにも、そのあとの人生をガラッと変えてみてはいかがでしょう。

●リセット後の風景には人生への愛が見える
　がんに罹る前と後では何が変わるのでしょうか。それは、人生に対する痛みの感覚（痛覚）です。次のように、自分への痛覚と他人への

痛覚があります。

【自分への痛覚】→自身の罹患によって今までの生活態度に対する反省と今後の生き方への思索が始まる。

【他人への痛覚】→罹患した他者も自分と同じように感じているのだろうという仲間意識が芽生え他者が感じている痛みも分かる。

　このような痛覚は、人生に対する愛へと発展し、自分と他人を大切にし、人生も大事にするようになります。

　一方でこれとは反対のケースもあります。「何で自分ががんに」というある種の妬みです。これは次のような場合です。

【自分への妬み】→自身ががんに罹った理由が見いだせないため、自分を妬みくやしいと感じる。

【他人への妬み】→自分だけががんに罹って他の人が罹っていないと、人生は公平でないとか自分は悪くないのにという気持ちが台頭する。

　このような妬みは、その矛先が自分や他人から社会へと向きが変わりやすく、がんに罹ったのは自分のせいではなく周囲や社会の環境が悪いからとなりがちです。

　がんに罹って痛みの感覚を覚えるか、妬みの感情を抱くかの違いは何でしょうか。それは、自身が持っている心の余裕の違いです。

時間に追われるような生活を日々送っていて、職場と自宅の往復では心に余裕が持てないのは当然です。次のことはがんに罹る前にやっておくべきことです。罹った後に、違った人生の景色を作るためにも。

【合わない職場は去る】→行くのが苦痛になるような職場は早く辞める。日々ストレスを溜めこんでいては身体にも心にも悪影響が出る。

【日々を楽しく過ごす】→毎日が楽しくなければ、その連続である人生も楽しくない。日々楽しく過ごせる工夫をすることが必要で、自分で答えが見つけられないのであればカウンセラーや専門家に相談する。

【仕事は真摯にする】→職場の環境が整えば仕事は真摯にする。そうすれば次にも良い仕事が来るし、毎回仕事の内容がスパイラルアップして遣り甲斐も残る。

【縁の連鎖を作る】→仕事や日々の生活が良好に流れると人との縁が生まれ、それがもとで縁の連鎖ができるので社会から求められる人になれる。

　一連の連鎖（好循環）は職場ばかりでなく家庭や学校、地域やサークルなどでも有効です。自身の人生を大切にし、他者をおもんばかり、社会に貢献していれば自ずと心にも余裕が生まれ、自分に自信もでてきます。

　仮にがんに罹ってからでも以上のことはできます。がんに罹って、自分を妬むのか縁の連鎖を作るのかはあなた次第です。

■家を限定せずに今の気分で住みたい場所に過ごす

　テレワークの普及によって家を一か所に定める必要性は低くなりました。家の場所を固定しなければフットワークが軽くなり、より自分の好みで住む場所を選ぶことが容易になります。例えば、次のようなケースを考えてみましょう。

【職場は都会で家は郊外】→職場は都心にあってテレワークといえども週に何度かは職場に通う必要がある場合、通える程度の近郊に家を構える。

【テレワーク中心で家は田舎】→出社の必要はほとんどないので、自分が住みたいところに居を構える。

【職場に合わせて家は借家】→建設などに携わるエッセンシャルワーカーで作業場所に合わせて近くに家を借りながら住まう。

【職場のそばに家もある】→職住接近で職場と家との距離だけでなく通勤時間も短いところに住む。

　これらは、職場だけではなく学校や作業現場にもあてはまります。さて、コロナ感染によってテレワークが一挙に普及して自分の生活パターンも大きく変わったという人も多いと思いますが、これはがんの罹患でも同じことが言えます。

●がんの罹患で今までの住処の良し悪しが分かる

　がんの罹患後に家や住む場所を変えることが考えられます。例えば、次のような場合です。

【退院後の家は使い勝手が悪い】→今の家をリフォームして使うか使い勝手がいい家に引っ越すかの何れか。新たなスペースには観葉植物などを配して見た目にも優しい空間にする。

【退職したので今の場所に居る必要もない】→治療に専念するため職場を去ったので別の気に入った場所に住まう。

【転地によって療養する】→回復がより早くなるように郊外などの自然が多い場所に居を移転して療養を続ける。

【緩和ケアに家から通う】→100%家で治療を続けることができない場合、今の家から緩和ケア病棟に通院しながら回復を図る。

　このように、がんに罹ったがゆえに、それまで住んでいた居住空間の欠点も分かります。退院後に家の使い勝手が悪いのは、がんに罹る前から使い勝手が悪く、退職して好きな場所に住むというのは退職前に居たところは好きな場所でもなかったわけです。

　職場という場所の制約がなければ、好きなところに住めることになります。また、早いうちから緩和ケアに通院していれば日々の生活を充実させることができたかも知れません。なお、緩和ケア病棟はホスピスではないので、ケアで回復して家での生活が普段通りできるようになる人もいます。

●家族の助言は序言として一応聞いておく

せっかくがんに罹って、住みたいところで日々の暮らしを楽しもう
と思ったときに、一番の障壁となるのが家族の助言です。

家族から見れば、がんと診断されれば病院で治療するのが当然と考
えるのが普通ですので、入院させるというバイアス（偏向・先入観）
がかかります。

私の知り合いにこんな方がいました。お父さんががんで入院し、病
院で出されるたくさんの薬を飲むのがいやで家に帰りたいと家族に言
っていたのですが、家族も家に戻られたら困るということで医者のい
う通りに飲み続けていたところ、それから5日後に息を引き取ったそ
うです。

また、血液がんで入退院を繰り返し、もう使える抗がん剤もなくな
って最後の手段である造血幹細胞移植までしましたが、それも叶わず
に病院で息を引き取りました。

病院での死は家族にとってはいいかもしれませんが、患者本人にと
っては望ましくはありません。ですので、家族からの助言は序言（は
しがき）程度に耳には入れておき、本文は聞かないことです。

半数以上の人が病院よりも家で最期を迎えることを望んでいるにも
かかわらず、それが叶わないのは社会の医療システムという問題と、
がん治療に対する患者や家族の理解不足に問題があるからです。

「社会の医療システムという問題」とは、医師会や医療関連学会の

力が強く政治に反映し、彼らの有利な立場を保つための法律が国の決議によって決められるので、患者にとっては不利なものでも国の政策として患者に押し付けられてしまうことになります。

「がん治療に対する患者や家族の正しい理解の問題」というのは、医療が専門的であるために自分の疾患について患者自身や家族が理解できていないので医者任せになる傾向があります。

係る状況下で患者にもできる対処には次のことが考えられます。
【自分のがんについてよく知る】→主治医の診断と治療方法について信頼できる情報源から自身のがんについて徹底的に調べる。
【複数の専門医から意見を求める】→自身のがんについて複数の専門医からの意見を聞きながら疑問点をなくしていく。
【今後自身の人生への希望を明確にする】→これからの人生で自分が何をしてどのようになりたいのかをはっきりさせる。
【現状での最適解を自分で決める】→がんに罹ってから得た知識と自身の希望を編集して最適と考えた道を進む。

国の医療システムを今すぐ変えることはできませんが、上述のことは自分一人の意思でできることです。治療方法も含めがんに罹った後の住処や住む場所を、がんを機に設計し直してみてはいかがでしょうか。

■ワークライフバランスよりハッピーライフバカンスにする

ワークライフバランスという言葉がはやりましたが、これは仕事（ワーク）と生活（ライフ）のバランスをとりましょうという意味なのでしょう。

しかし、仕事と生活を対峙するものと見なすこと自体が滑稽だと思いませんか。そこには、仕事が辛くてやりたくないことというニュアンスが感じられます。残業が多くて、あまりにも仕事一辺倒だったから、それを改めましょうというメッセージのようですが、それでも変です。

では、生活は仕事とは反対で楽しいことなのでしょうか。そうではありませんね。生活にも辛いことだってありますから。そもそも、仕事も生活のうちじゃないですか。

それならば、仕事とか生活とか区別しないで、一年中折々の季節を交えながら人生を楽しめばいい話です。仕事は収入という生活の糧を得るもので、生活はその糧を使うものと分けないで、次のようにしてみてはいかがでしょう。

【自己実現を楽しむ】→自分がどうありたいかや何になりたいかを実現する手段として仕事を位置付けると仕事も楽しくなり生活との区別がなくなる。

【できる目標を掲げる】→1 年後に実現可能な目標を定め、それに向

けて日々進歩している自分の姿を楽しむ。

【今日の楽しみから始める】→朝起きて今日一日の予定を思い起こしながら楽しみのポイントを把握する。

●人生を仕事で楽しむ

　仕事がつまらないとか面白くないという人には次のような共通点があります。

【自分のしたいことが分からない】→自分のやりたいことが分からないから仕事が単なる義務的な労働になってしまう。先ずは自分がしたいことを見つける必要がある。

【尊敬する上司や仲間がいない】→共に働く人たちに関心や興味が持てなければ仕事に対する意味は見いだせない。受け身から能動的な姿勢で仕事をすることによって仕事の意味を見つける必要がある。

【自分の評価に納得できない】→自分に対する組織からの評価が低いと感じている。職場による評価や他者との比較には何の意味もなく、自分には別の価値があることを理解する必要がある。

　仕事を単に「生計を立てるために従事する労働」と解釈してしまうと、仕事は面白くなくなります。仕事を楽しむためには、仕事をする目的（ゴール）と目標（目的までの過程）がはっきりしていると楽しみやすいです。

　私の場合を振り返ると、その目的は「国際開発の専門家になる」こ

とであり、目標は「①技術士の資格を取る、②調査団長になる、③海外プロジェクトのディレクター（指揮者）になる」ことで、複数の目標をすべてクリアーして目的を達成した経緯があります。

　ですので、仕事は私にとって生活の一部であり人生の一部でもありました。なお、目的は年齢を重ねたり周囲の環境が変化したりすることで変わりますから、人生ある時点での目標であって、一生の間にはいくつも仕事上での目標ができます。

●仕事で縁を作る

　ひとつの仕事をしていると他者と何らかの「縁」ができるものです。そして、その縁が次の仕事につながり、このようにして縁の連鎖ができてきます。なお、この連鎖を引き起こすには「真摯に仕事をする」ことと「楽しんで仕事をする」必要があって、これらがないと縁は生まれません。そうでない人に他者は興味を持たないからです。

　一度縁ができると、黙っていても次の仕事や任務の依頼が舞い込んできます。それが回を重ねるごとに縁が縁を生みますから、依頼を断るのに苦労する状態となってきます。

　先ほど、私の目標（国際開発の専門家になる）について書きましたが、それを達成後に 5 年ほど経って次の目標（がんの研究者になる）を目指して東大病院の研究室に席を置かせてもらいました。これも、縁が縁を生んだ結果です。

このように、一度縁ができると次から次へと縁が広がっていきます。そうなると、仕事はますます楽しいものになってくるものです。真摯と言っても苦労が伴うものでもなく、楽しむと言って無理に楽しむわけではありません。ごく自然にそうなるのです。

人が何かを求めようとすれば、求めるものは遠ざかります。求める前に与えれば、予期せず期待以上のものが手に入ります。人生とはそういうものです。

■欲のない誠実さで縁が縁を生む「縁の連鎖」を作る

前項では縁の重要性について述べました。そこで、本項では縁の作り方についてもう少し書いてみます。

人はそれぞれに「欲」がありますね。昇進、肩書き、評価、報酬、地位など欲にはきりがないくらいで、そこから派生するプライドやエゴイズムなども欲が原因です。

それらはさらに、怒り、不和、嫉妬、ハラスメント、格差、競争などをもたらして社会不安が起きます。これは個人だけではなく国同士でも起こり、戦争がその典型です。

それらの問題を解決するためには「誠実さ」が必要になります。誠実とは「私利私欲をまじえず、真心をもって人や物事に対すること」

（goo 辞書）だそうです。この誠実さを我々の日常生活にあてはめてみると例えば次のような場面が想定できます。

【職場】→他者や組織を批判することなく受け入れ、得ることよりも与えることを優先する。

【家庭】→家族の関係は奉仕で成り立つことを理解し、自己の利益を顧みることなしに家族に献身する。

【社会】→社会は理不尽であることを理解しつつ、地域がより安全で安心であるように地元などでボランティア活動を行う。

【将来】→これからの老いや社会保障への不安は将来という未知からくるものなので、将来を今に置き換えて現在を素直（ありのまま）に生きる。

　誠実な行動からは縁が生まれます。その縁が次の縁を生んで縁の連鎖が生じるのです。

●無欲無私が実は人生に最大利益をもたらす

　私利私欲は「自分の得や利益だけを考えて行動すること」ですが、無欲無私は「自分自身の欲望に執着せず利益などを求めないこと」です。

　一見、私利私欲の方が人生での儲けが多くなるように思えますが、無私無欲の方がよほどの利益が人生ではもたらされます。

　というのも、無私無欲だと縁がやってきます。一方、私利私欲の人

間には誰も近づきませんし、寄ってくるのは同類の人たちだけです。

　縁は縁を生みますから縁の連鎖ができますが、私利をむさぼる人は利益が減れば仲間も去っていきます。残るのは惨めな自分だけです。一方、無欲な人には縁が舞い降りてきますから、生涯で見れば無欲無私の人生の方が利益は最大になります。この場合の利益というのは次のようなものです。

【信頼】→無欲無私で我欲がない人は他者からの信頼を得る。その信頼は次なる仕事や活躍の場をもたらす。

【報酬】→仕事や活躍の場が増えることで収入増の機会も増える。

【人脈】→人とのつながりが強固になり他者とのネットワークが拡充するので仕事の機会も増える。

　がんに罹ると、私利私欲だった人が無私無欲になることがあります。それは、がんという死に至る病によってもたらされる気づき、すなわち「優しさへの気づき」によるものではないでしょうか。

●縁づくりのベースは共感であり共鳴である

　共感は「そのとおりだと感じること」、共鳴は「心から同感すること」です。いずれも縁のベースになるもので、縁を築こうと思ったら、相手に共感を与え相手と共鳴することです。例えば、次のような状況が想定されます。

【共感を与える】→相手が思ってもみなかったような発見を自分に対

して新たにした場合など相手の感情がより一層自分の方へ近づく。

【共鳴する】→相手と自分の周波数があたかも一致したかのような感触が得られ気持ちが一致する。

このように、共感・共鳴の場を作ることが縁を生むきっかけです。ただ黙って何もしないで縁が生まれるはずもありません。

いったん縁の連鎖ができると、人々から声がかかりますから、自分にとって優先順位の高いことから引き受けることになるでしょう。

「求められている自分」という実感があれば、がんは次第に萎縮していきます。自分はいま死ぬわけにはいかない、どうしても生きていなければならない、という信念ががんを遠ざけるのでしょう。

私の場合ですが、がんと診断された 17 年前の検査結果は、どの数値や画像を見ても確実に死へと向かっていました。そうなると、人は無私無欲になるもので、私も医者から勧められた抗がん剤治療を断り、ただ無欲に今日まで過ごしてきました。

そして、気づいてみると検査結果も健康な人とかわりませんし、17年間にわたる経過観察結果の推移は、途中に多少の優劣（がんと患者の間で）はありますが、がんは確実に退縮（縮小）しています。

また、社会での役割も増え、大学病院での研究、学会での委員会委員長、大学校友会での支部長、町会での役員などの他、FM テレビの番組収録やラジオ出演も加わり、これらはすべて縁によってもたらされたものです。

がんの罹患をきっかけに、無私無欲になって縁の連鎖が生まれ、がんも縮小すれば人生は大きく変わります。

■自己中心を社会貢献に変えるだけでがん体質も変わる

　自己中心的な人は、他者を顧みないで自分の都合だけを考えて行動する人のことです。このような人は、他者に対してのみならず、実は自身の身体に対しても同じことをしています。自分の身体を顧みないで、好き放題なことをしているのです。

　したがって、そのような行動パターンを変えることで体質も変わってきます。パターンの変更先は社会貢献です。これがいちばん変えやすいからです。例えば、次のような貢献があります。

【SDGsを意識する】→持続可能な開発目標（SDGs）は本当に必要な物以外は買わないとか食品ロスを出さないとか電気・ガス・水道を節約するなど今からでもできる。

【町内会に顔を出す】→地元の町会や自治会の活動に参加して祭りの準備や町内清掃、防火防災などの役割を担う。

【社会活動に参加する】→事務や翻訳など在宅ボランティアや街の美化活動などいくつものメニューがあるので参加する。

　このような活動をしていると、自身の身体も労わろうとするので以前とは体質も変わってきます。

●悪いのはがんではなく自分自身の利己

　がんに罹って自分が不運だと思う人は大勢います。では、なぜ自分ががんに罹ったのでしょう。それは、利己的な自身が原因なのです。

　私の例で恐縮ですが、自分ががんと診断される前までは凡そ好き勝手な生活をしていました。仕事もしかり家庭も然りです。

　しかし、自分ががんと診断されるとその生活態度は一変しました。がんによる気づきがあったからです。

　そのときに考えたことは、どうせ死ぬのならば余生も好き勝手に過ごそうという思いと、残された人生であと何ができるかということでしたが、私は後者を選びました。

　それも、偉そうにではあるのですが、社会貢献に尽くそうと思ったのです。というのも、途上国への開発援助の仕事をしていたことから、支援とか援助ということが快感として身についていて、残りの人生も国際社会貢献にと思ったのです。

　ここで、がんから見た患者のことを考えてみましょう。がんは彼ら（がん細胞）の宿主をどのように見ているのでしょうか。以下は私の推察です。

【宿主と共に自滅する】→テロリストや神風特攻隊のように潔（いさぎよ）く自滅する。

【宿主と共に共存する】→患者が死ねばがん自身も死滅するから患者と共に生きる道を選ぶ。

がんはとても賢い新生物です。もともとは宿主の正常細胞から分化した言ってみれば、がん細胞は健康細胞と兄弟姉妹の関係です。であるとすれば、お互いは持ちつ持たれつの関係であるはずです。

　ところが、がん細胞が一方的に患者を攻撃してくる場合があります。それは、患者が治療という名のもとでがんを攻撃した場合や患者の生活態度が原因です。

　ですから、患者ががんを攻撃しなければがんも患者を攻撃しませんし、患者が生活態度を正せばがんも正します。そもそも兄弟姉妹の関係ですので。

●己を正せばがんも身を正す

　正すとは「まちがっていることを直すとか整える」という意味で使われます。それでは、己を正すとはどういうことなのでしょうか。

　己を正すとは、「自己中心的な生き方を改めて相手の身になって行動する」ということです。そのようにすることで、がんもそれに追随してきます。がんは敵ではなく、思慮に富んだ仲間なのです。患者がそれに気づくことで病状は一変します。

　己を正すことは一般的に簡単ではありません。それまでの習慣が身についているからです。がんに罹ったことによって、これまでの習慣を見直すきっかけが生じます。今までとっていた習慣への反省や悔い改めの気持ちがこみ上げてくるのが普通です。

　我々は、はじめからがんは病であり治療すべき対象として見てきました。今でも、がんは悪であり攻撃して退治すべき相手であると思い込んでいます。

　果たしてそうなのでしょうか。世界がん撲滅に今までどれほどの年月と労力を費やしてきたのでしょう。でも未だその達成に至っていません。ひょっとしたら、がんは我々の敵ではなく、味方かも知れません。味方であるという気づきを患者に伝えようとがんもがんばっているのではないでしょうか。

　本項では、自己とがんの関係について考えてみました。我々自身の考え方や心の持ちようで、周囲も自分も変えられるという一端を書いてみましたが、それにも勝るのが社会貢献です。

■自分の利益なんかよりも社会の利益に貢献する

　「社会貢献」というとなんだか奉仕のような感じがしますね。ただ、奉仕は自発的な活動ではない一方で、貢献は自らの意志で行う活動です。

　この違いは大きくて、いやいや、あるいは強制的に、ないしは場の雰囲気で仕方なく参加する奉仕は、ある種の権威を奉るという儀式ですので自主性はまるでありません。

　これに対して、貢献は自らの意志により公共的な活動へ参加するこ

となので、活動の主体は本人にあります。つまり、自分自らで行動するか、言われたので仕方なく動くかの違いです。

社会貢献というのは平たく言えば「社会や人々に役立つ活動」のことで、報酬があろうが無償のボランティアであろうが社会貢献です。
　それでは、がん患者にできる社会貢献にはどのような活動があるでしょうか。私は、自身の経験と照らし合わせ次のことが思い浮かびます。
【街を奇麗にする】→町内のゴミを拾い集めて区の収集車が来るときにまとめて出す。校庭の芝刈りを生徒と一緒にする。町会の活動に参加する。
【MSFに寄付する】→国境なき医師団（MSF）などに寄付をする。MSFでは数千円の寄付で途上国の大勢にワクチン接種ができる。
【人々に笑いを与える】→人々を笑わせる。私が小噺を落語会で披露したときには噺家も大笑いしていた。笑える話なら何も小噺でなくてもいい。
【貢献する楽しさを伝える】→貢献する楽しさをメディアやSNSなどの媒体を介して世間に伝える。

がんに罹る前の私は、そのような社会貢献は暇な人や経済的に苦労がない人がすればいいと思っていて、自分もしていませんでした。ところが、がんに罹ると考えが一変します。

　というのは、自分ががんに罹ると余命に意識が集中します。その期間をどう過ごそうかと。そこで、今までの自分中心の生き方から他者や社会に目が移ります。残りの時間も自己中心で最期までという人もいるとは思いますが、普通の心を持った人ならば社会へと目が向くはずです。

●社会貢献は最も手っ取り早い恩返し

　今まで自分が受けた恩を返すとすれば、いちばん手っ取り早い方法は社会へ貢献することです。今すぐにでもできますから。

　私の場合で話をすれば、がんと告知されたとき自分は途上国への支援活動を生業にしていました。がんと診断した医師は、治療のために仕事を整理し、治療に使う何種類かの抗がん薬の名前を知らせてくれました。

　これは、社会貢献を断って自己利益の治療に専念するということに他なりませんから、熟考の末に断りましたが、医師の損得勘定と患者の人生設計との乖離から、その病院に行くことは再びありませんでした。

　結局は、医師の勧める抗がん剤治療はせずに途上国支援の仕事を続け今日に至ります。

　たまたま私の場合はがん告知の前から社会貢献を生業にしていましたが、そうでないがん患者の方は街の清掃、寄付、笑いの提供、貢献

の伝承などを、今の自分で出来る範囲の社会貢献をすればいいと思います。

●最大の社会貢献は遺伝子の継承

社会貢献と言へども自身が死滅したときにはその活動もすたれます。その後継は次世代なのですが、自分の子供たちや孫が次を繋ぐ後継者なのです。

自身の意思を次の世代に後継するには、書籍やSNSで残す方法もありますが、自身の遺伝子で引き継ぐのが簡単です。子供や孫たちが自分の意思を繋いでくれますので。

自分の遺伝子は、我々人間の体をつくる設計図に相当するものです。自身の子、自身の孫がそれを継承しています。とすれば、その遺伝子に刻み込まれた先代の意思は、子孫に伝わっていくはずです。

先代が「自分の利益なんかよりも社会の利益に貢献する」と意図していれば、次の世代はそのようになります。

なぜ、そうなるのかの科学的証拠を求める風潮にありますが、科学的証拠自体にどれほどの信憑性があるのでしょう。

例えば「カラスは黒い」と言われますが、一億羽の中で、白いカラスが一羽いたらどうでしょう。今までの常識は変わりますね。たまたま、白いカラスを今まで見たことがなかったというだけなのに。

　遺伝子は自身の設計図。これを後世に継承しないのはもったいない気がします。

　以上の 5 章では「せっかく罹ったがんで人生をまるごと変えて仕切り直す」と題してがんに罹ったあとのことについて仕事や生活などに触れながら書きました。

　そして、仕事（ワーク）と生活（ライフ）は分けてバランスを考えるものではなく、一緒にしてバカンスのように楽しむものだと提案しています。

　次の第 6 章では、せっかくがんに罹ったのですから「がん人生をただ生きるだけではもったいない」というタイトルで宇宙や仮想空間などに触れながら話を進めます。

第 6 章
がん人生をただ生きるだけではもったいない

■あなたが生まれてこれた確率は何兆分の一

はい 7 兆分の 1 です。これは次のようにして計算できます。

我々ヒトは 23 対の染色体（遺伝子）を持っています。23 対だから 46 本ある遺伝子のなかから生殖によって XY（男）か XX（女）のどちらかが選ばれます。つまり、一人の男性からできる精子の種類は 2 の 23 乗通り（約 840 万通り）になります。

女性も同じで、一人の女性からできる卵子の遺伝子組み合わせも 840 万通りです。ということは、一組の男女から生まれる子供の遺伝子は合計で 2 の 46（23+23）通り（約 7 兆通り）になります。

これは、同じ両親から仮に 7 兆人の子供が生まれて、初めてあなたと同じ遺伝子を持つ子供（つまりあなた）が生まれるという確率です。兄弟姉妹でも同じあなたでは勿論ありませんね。すなわち、あなたが自分としていま生きているのは、7 兆回の選択で選ばれた一人という存在なのです。それ以外の人はあなたではない他者です。

なお、7 兆分の 1 というのは一回の生殖での確率で、男女がそれぞれの生涯で生産できる精子数と卵子数まで視野に入れると、第 4 章に

書いた通り確率は 1,400 兆分の 1 になります。

● 人生を満喫するのに特別な仕掛けは要らない

　今日をただ素敵に生きることが、日々のつながりである人生を満喫
できる唯一の方法です。

　がんに罹って、どうして人生を満喫できるかですって？　はい、そ
れは逆です。がんに罹ったからこそ、人生を満喫できるのです。

　がんは、生物が生きものとして存続するためには必ず発症するメカ
ニズムです。これを、病と表現するか健康と表現するかの違いだけで
す。

　それならば、がんだからと言って悪戯に騒ぎ立てる必要もありませ
んし、がんを敵視する理由もなくなります。つまり、ありのままでい
いということです。

　7 兆分の 1 でせっかく生まれてきていて、これにがんになる人なら
ない人の確率を掛けたところで何の意味もありませんから。

　つまり、いまのままでいいのです。今日を楽しめばいいのです。楽
しみ方はそれぞれですが、例えば次のようにしてみてはいかがでしょ
うか。

【道端の奇麗な花に感動した】→散歩していると道端や公園に咲いて
いる草花が目に留まる。なぜ斯様に美しいのか。

【ラジオで流れる音楽に感動した】→たまたま聴いていたラジオの音

楽が素敵でつい口ずさんでしまった。

【読み終えた本から感動を得た】→会ったこともない著者が綴った文章に心を打たれた。

【窓辺の植物から生命力をもらった】→植物も日々を懸命に生きている。部屋に何気なく飾った鉢植えからもその生命力を感じた。

　いつも通りの生活で、人生を満喫することができます。その方法に気づけばですよ。

●宝くじ以上の確率で生まれた自分をがんでさらに磨く

　人生を満喫する方法は、がんに罹った自分を見つめることから始めます。次のことは指針になるかも知れません。

【なぜがんに罹ったか】→がんは正常細胞の変異なのでたまたま罹ったに過ぎない。

【これからどうするか】→これからの人生をどう設計するかを考えるチャンスなので今日までの過去を振り返って明日からの生き方を考える。

【どんな治療をするか】→治療するかしないかは自身のがんを知らなければできないので先ずは自分のがんについて調べる。

　命がけでがんサバイバーになったからには、せっかく獲得した 7 兆分の 1 を悔いなく使いたいですよね。例えば、次のような方法があります。

【自身の体験を他者に伝搬する】→ブログなどSNSを使って自分の体験を他者と共有する。

【がんの本質を調べて発信する】→がんがどういうものかを自分なりに調べて発信する。

【昔の人ががんにどう向き合ったかを紐解いて人々に伝える】→がんは文明以前からあったので当時の患者たちはそれをどう扱っていたかを調べながら伝搬する。

　これだけやっても7兆分の1には勝りませんね。私はピアノを弾き始め、大学で学び直し、本を出版し、アカデミアや町内会で活動するなどをしましたが、とても7兆という数字には及びません。

　人生の楽しみ方は人それぞれです。それでは、7兆分の1をどう楽しみましょうか。

■宇宙大航海時代を旅する

　大航海時代とは、15世紀半ばから17世紀半ばにかけてヨーロッパ人によるアフリカ・アジア・アメリカ大陸への大規模な航海が行われた時代のことです。

　その時代の航海は海洋上での船による航海でした。今の技術をもってすれば宇宙にまでその範囲を広げることができます。

　とりあえず、その行先を金星と火星にしておきましょう。金星と火

星は地球のお隣さんですので。なお、火星の隣には大きな木星がある
のですが、そのほとんどが大気なので住めるような星ではありません。

【金星】→地球より若干小さい金星は平均気温がプラス 463℃で大気
は大部分が二酸化炭素。重力は地球の 0.9 倍。

【地球】→平均気温はマイナス 18.7℃。大気は大部分が窒素と酸素。
重力は 1。

【火星】→大きさは地球の半分程度で平均気温はマイナス 108℃で大
気の大部分が二酸化炭素。重力は地球の 0.33 倍。

　なお、地球にいちばん近い月は、ムーンバレー構想が既にあって、
近々月への移住も可能になるかも知れません。ちなみに月は、大きさ
が地球の 4 分の 1、大気がほとんどないために昼はプラス 110℃、夜
はマイナス 170℃の温度になり、重力は地球の 6 分の 1 です。

　月以外に火星や金星に旅することはもはや空想の世界ではなく、ま
さに現実になろうとしています。そこで、がんと宇宙との繋がりを見
てみましょう。

●がんに罹っても幸いに時間がある

　突然の襲撃や災害での死。あるいは、心疾患や脳出血での急死や事
故死など死に方は人それぞれです。それに比べれば、がんは罹っても
死を迎えるまでには時間があります。

　この時間を利用して、せっかく生まれた 7 兆分の 1 を満喫できれば

幸いですね。

　あなたは、その時間をどう使いますか。そもそも、日本人の二人に一人ががんに罹るというのは、がんが病気であるという範疇を超えています。何千人か何万人かの一人でがんが発生するのであれば病気と言えますが、二人に一人ということは、がんは生理現象だと私は思います。そのような高い確率で病気が発症することはないからです。

　この最期までの時間をどのように使うかは最期の質を左右する大きな要因になります。ただ単に死を待っているというのももったいない話です。本項で宇宙の話題を出したのは、そこに夢とロマンがあるからです。

　実際に地球以外の星に行けるかどうかは別として、その構想自体が希望に満ちています。最期は次なる旅立ちですが、その前に宇宙へ立ち寄ってみてもいいのではないでしょうか。

●最期は誰にでも平等に訪れる

　我々人の最期はみな平等に訪れます。そこには、身分や位の違いがありません。事故や襲撃、病気や自死など最期は身分などに無関係にさまざまです。死後にどんな立派な葬儀をしたところで、それは事務的な慰めでしかありません。

　がんの場合は、最期の時期を凡そ予測できますから、それまでに何をするかの判断はしやすくなります。本項のタイトルを「宇宙大航海

時代を旅する」としましたが、メタバース（3次元の仮想空間）で行くことも可能です。身体が衰弱してからでも旅ができるのです。

メタバースとは、オンライン上に構築された仮想空間に自分の分身（アバター）を登場させ、旅をしたり相互に意思疎通をしたり、もう一つの「現実」を味わえる空間のことです。金星や火星、あるいは月に旅することもメタバースでできます。それまで生きていることが必要ですが。

がんの宣告は患者にとって厳しい響きを持ちますが、その反面で最期までの時間を何に使うかというインセンティブ（動機）が強まるというメリットもあります。

メタバースについて触れましたが、自分の「分身」を仮想空間上で生き続けることが可能になりつつあります。仮想というと、仮に想定することのように思えますが、技術の進歩によって現実と仮想の境界が極めて曖昧になっています。現実だか仮想だか区別がつかないといったように。

そうであれば、死後には自分の分身を仮想空間で生き続けてもらうこともできます。現実と仮想との違いは、cell（細胞）とデジタルの違いだけです。

そんな未来（既に今）を体験できれば、それこそ至福の最期ですね。技術の進展と、まだ時間が持てるという幸いの状況に今があります。

187

■最期の後も仮想空間で生き続ける

　メタバースについてもう少し補足しておきましょう。それは、自分の分身です。「分身」とはそもそも何なのでしょう。それは、3次元空間上に映し出された自身の投影です。

　投影というと映画のようですが、その投影は自分自身のコピーですのであなたと同じ人です。本人とコピーの違いは、細胞で構成されているかデジタルのビット（情報）で成り立っているかの違いだけです。

　であるとすれば、生前に自分の分身を作っておき、死後はそのアバターに自分の思いを託して生きてもらうことが考えられます。うそみたいな話ですが、これは現実です。

●何をアバターに託すのか

　まず、自分が分身に託すほどのものがあるかどうかです。あればそれを託せばいいし、なければ今から作ればいいです。託す以上は、それらが本人にとっては大事なことに違いありません。だから、死後に託すのです。

　私でしたら、例えば次のようなことを託します。

【今日までの思い出】→人との出会いや生涯に行った活動の記録。

【次世代への期待】→子供や孫たちや若い世代に行なって欲しいこと。

【地球の未来】→我々現世代が残した負の遺産を繰り返さないこと。

【宇宙の平和】→擾乱に満ちている宇宙空間について思いを馳せ平和

をもたらすこと。

　自分の分身がいれば、がんに罹って最期を迎える時が来ても死に対する深刻さはだいぶ軽減されます。クローン（遺伝的に同じ性質を持つ生物）技術でも自分の分身を作れますが、倫理的な課題や作る過程の複雑さからみればデジタルの分身の方が容易です。

　また、クローンは遺伝的には同じですが生物的には本人と異なりますが、アバターは細胞か情報かの違いだけで本人と同じものです。

● 仮想空間でも生きるために今やっておかなければならないこと

　我々の人体が細胞で構成されている以上、その死は避けられません。そのように設計されているからです。それが、今のデジタル技術で死後でも自分の分身を残すことができるようになりつつあります。

　それでは、自分の死後も仮想空間で生きている分身に今のあなたがすべきことは何でしょうか。私のケースは先述しました。ではあなたのケースは。

　それは、「品格を磨く」ことだと思います、甚だ唐突ですが。というのは、仮想空間で生きている自分の分身が、品格（上品さ）のない行動をとれば、仮想空間と言へども無秩序な状態になるからです。

　それでは、いま何をすべきでしょうか。最低限、次のことが必要でしょう。

【自分の考えを持つ】→過去の自分を見つめ直し今の自分が何をした

いのか明確にする。

【自分の考えを残す】→自分の考えを分身に伝えアバターとの信頼関係を築く。

【飛ぶ鳥のごとく跡を濁さないよう準備する】→この世から立ち去るときの跡が見苦しくないように始末して美しく発つ用意をする。

このように技術が進歩してくると死の概念も変わります。自分の分身が死後でも生きていますから。それでは、細胞でできている今の自分と、デジタルの自分といったい何が違うのでしょうか。例えば、意識、感情、思考、行動などを考えても、次のように今の自分との違いはほとんどないと思います。

【意識】→意識は電子回路でも構成できるから脳で構成される化学的な意識は仮想空間でのデジタルな意識に置換できる。

【感情】→感情は大脳の「扁桃体」によって湧き上がるのでこれに匹敵する回路ができれば細胞の人体同様デジタルの人体も感情を持ち得る。

【思考】→思考は「大脳新皮質」によって形成されるのでそれをコピーすれば細胞の人体と同じデジタルの人体にも思考回路ができる。

最期で旅立った後でも自分の分身が代わりに生きてくれるのであれば、最期は楽しくなるかも知れません。「ちょっと旅してくるから留守を頼みます」という感覚で。

■人生は生活の質よりも「最期の質」で決まる

　生活の質（QoL: quality of life）という言葉を最近よく耳にします。これは、がんと診断されて、抗がん剤などの治療を辛い思いをしてまでするのか。あるいは、そのような治療をしない方が、日々の生活の質が充足するかどうかの天秤です。

　最期の質（QoD: quality of death）を計る場合、その時に本人がどれだけ満足のいく死に方をしたかで計ります。例えば、どんなに立派と思われる生前でも、襲撃や事故、あるいは病気での急死や精神的な自死。どれも QoD は高くなく、悲惨な死です。

　がんは幸いに死に至るまでの時間があります。これはがん患者に与えられた特権の一つです。がんに罹らなければ、死への意識やその場面を想像することはあまりない一方で、漠然とした死に対する不安はあるのです。

　がん患者には、自分ががんで死を迎えるという覚悟がある意味で出来ているので、死を迎える時期や場面を想定しやすい立場にあります。家で迎えるもよし、病院で迎えるもよしです。自分で決めればいい。ただし、希望通りになるとは限りませんが。

●終活で QoD は高められない
　終活とは文字通り「人生の終わりのための活動」です。この活動には一般的に、介護のこと、保険のこと、家のこと、家族のこと、お墓

のこと、葬儀のことなどに対する準備活動が含まれます。

　さて、それでは、これらへの準備が万全に整ったらば QoD が高くなるかというと、そうではありません。QoD で求められるのは「人生に対する満足感」で事務的な処理ではないからです。

　人生に対する満足感というのは、一言でいえば「次の世代に生命を繋いだという満足感」です。ちょうど、駅伝のタスキを繋ぐように自分の区間は走り切ったごとく。自分の生存期間だけで命が完結するのではないからです。次に繋げての命なのです。

　他の生物と同じように、我々人類は地球が誕生して以来、数々の脅威に遭遇してきました。ウイルスも然り気候変動も然りです。しかしながら、人類は今日まで生き延びてこられました。これは、遺伝子の賢明な操作によるものに他なりません。

　「お一人さま」が話題になっていますが、これをよしとする風潮はいかがなものでしょうか。自分の生存期間が終われば、あとはどうなってもいいという身勝手を感じるからです。地球 46 億年という年齢に比べれば、自分の生存可能な期間はごく僅かです。であるとすれば、いま自身が生存する証を次の世代に繋いで、次世代を見守るという姿勢が必要だと私は考えます。「今だけ、金だけ、自分だけ」という現在の風潮では少し悲しすぎます。

●最期の質に備えるには自分の最後を見極める
　「自分はまだ死なない」と思っている人が大勢かと思います。ただ

し、そう思っている人でも死への不安はあります。誰しも初めての経験ですし、そのあとの世界もわからないから。

　例えば、自分が半年後に亡くなるとある程度想定できれば最期の準備ができます。そして、がん患者であればその時はよりイメージしやすいでしょう。最期の場所が病院なのか自宅なのか。延命はするのかしないのかなど。

　なお、これらは患者自身の希望が 100%叶うわけではなく、例えば自然災害や不慮の事故に遭遇することだってあるわけですから、あくまで想定です。

　がんの経験がないと、この想定を描くことはがん患者よりも難しいです。というのも、健康な人ほど自分の死について考えることを避ける傾向にあるからです。健康な人でも 100%死に至るわけですから、時間のあるうちに最期のことを考えて生きる必要があると思います。最低限でも次のことについて。

【延命】→延命するのに必要な医療処置を十分に理解して延命するのかしないのかをあらかじめ決めておく。

【場所】→看取られる場所が自宅なのか病院なのかをあらかじめ決めておく。

【伝言】→家族や親しい人たちに言っておきたいことがあれば最期の直前ではなく余裕のある時に前もって伝えておく。

QoD のあり方は人それぞれです。各々の人が満足できる最期が QoD の高い人です。逆に、QoD を高くするように自身の最期に向けて準備しておく必要があります。

さて、ここで延命治療について考えてみましょう。

■延命という治療なんかありえない

延命治療というのは、病気の治療や回復を目的とするのではなく、臨終時期を少しでも延ばすことを目的とした医療行為のことで人工呼吸、人工栄養、人工透析などを指します。したがって、延命は治療ではありません。

それではなぜ延命をするのでしょうか。そこには二つ大きな理由があると思います。一つは、医者を育てる医学部が、一分一秒でも長く患者を生かすという教育をしてきたからです。ですので、今でもそう考えている医者は多くいますし実際にそうしています。

もう一つは、家族や身内が最良の医療を患者には受けさせたいという思いがまだあるからです。延命が最善の医療だと思っています。そのような家族の思いがあるから、医者もそれに応えようとするのです。

例えば、救急車で運ばれてきた患者が目の前にいる場合、医師は少しでも望みがあるならば懸命に患者を助けようとしますが、これは「救命」です。

一方は、もしこのまま何の手当てもしなければ命を落とす状態だが、呼吸の補助や水分の補給、薬の投与などの方法によって命を延ばすのが「延命」です。

この「救命」と「延命」は、救急搬送されたときには「救命」だったが、時間の経過とともに患者の状態によって「延命」になることもあり得ます。

いずれにせよ、延命は治療でありませんから、延命をするかどうかは患者も家族も事前によく話し合って理解しておく必要があることです。

●がんの延命をするかどうかは患者の希望を最優先させる

がんに罹る前から患者が延命をしない、あるいはして欲しくないと言っていた場合、家族はその意思を尊重すべきでしょう。ところが、いざというときに家族の行動がそれに伴わないことが多く見受けられます。

たとえば、年老いた親が家の2階の階段を踏み外し下まで落ちて頭から血を流していたとしましょう。それを見れば家族は救急車を呼ぶのが普通です。

運よく救命処置も終わって家に戻れればいいのですが、高齢者の場合には持病を持っている人も多くいることから、そのまま入院して今度は持病の治療ということになりますと、入院して筋肉も落ちてしまい今度は歩くのにも苦労する状態になってしまいます。

たまたま救急搬送された病院と、かかりつけの病院とが異なる場合でも結果は同じです。がんを含めた持病があり、転倒による骨折などでいったん入院してしまうと病院での看取りとなる場合が多いです。

　内閣府の調べによると、65歳以上で「延命」を希望する人の割合が4.7%であるのに対して、「延命はせず自然に任せる」の希望者が91.1%にものぼりますが、実際は「病院での死」が約70%ですので、自宅での臨終がいかに難しいかが分かります。

●自宅での看取りを阻むのは家族形態の変化

　核家族化への道を歩んできた日本の家族形態は3世代同居から2世代所帯を経て今では1世代だけで住む家族形態が一般的になりました。

　1所帯の人数が多ければ自宅での看取りの苦労は軽減されますが、所帯の人数が減れば一人の要介護者の世話をする人数も減りますから、介護する側の負荷はその分増えます。

　自宅での最期を望むのであれば、最後まで元気でいる必要があり、他者の世話にならずに自分で身の回りのことができる状態を保てなければなりません。

　がんに罹っても自宅で最期を迎えるには次のことが満たされる必要があります。

【歩ける】→自分の足で好きなところへ移動できること。

【食せる】→口から好きなものを噛んで食べて飲めること。

196

【出せる】→ひとりでトイレに行けて腸内が常に奇麗なこと。

【思える】→自分の考えを伝え相手の言うことも理解できること。

　これらのことができなくなったときは、そろそろお迎えが来る時ですから、あとは自宅で最期を待ちます。家族に看取られるのもよし、一人暮らしならば訪問看護を頼んでもよし。

　これらのことができなくなって、病院に行けばあとは延命になる可能性が大きいので、自宅での最期という希望があるのであれば、その希望に叶う準備（健康状態の維持）を本人がそれまでにしておくべきです。

　なお、持病があって「健康状態の維持」が困難であれば、それは既に「延命の準備」をしているのと同じですから、自宅での最期を望むのであれば、①持病からの回復、②持病でも歩ける・食せる・出せる・思えることの維持、③自宅近くで受けられる「訪問看護」について調べることをお勧めします。訪問看護には在宅での看取りが含まれていますので。

　ちなみに私の場合、両親とも家にいた時は訪問介護（看護ではない）を依頼してホームヘルパーを家に派遣してもらい、両親の生活支援をしてもらっていました。

　しだいにそれもできなくなり、両親には介護施設に入ってもらいました。入所して 1 年ぐらいで父が施設で倒れ、施設から救急搬送され

て翌日に病院で亡くなりました。

　母は要介護状態で施設にいますが、家に戻れる状態ではありませんから、最期は施設での看取りになろうかと思います。本人も私もそれを望んでいますので。

　つまり、家での最期を希望するのであれば、元気な時からその希望に沿った準備が必要だということです。

　どのような最期が理想なのかは人それぞれですので、自宅で亡くなろうが施設であろうが病院であろうが、本人が「素敵な人生だった」と思えればそれが至福の最期です。

■最期の30分前に「素敵な人生だった！」と言えるために

　最期を目前にして「素敵な人生だった！」と言って旅立つのと、「こんなはずじゃなかった！」と嘆いて逝く人の違いは何でしょうか。それは、今日まで生きてきた人生に対する「思い出」の捉え方の違いです。

　誰にでも楽しかった思い出と辛い思い出があったと思いますが、それらを総じて「楽しかった」と心から思える人は、生命には限りがあることを知っていて人生を燃焼させた人です。

　一方、そうでない人は総じて「苦しかった」と確信している人ですが、それは確信ではなく、楽しかったことにただ気づいていないだけ

なのです。

●他者と比較するから楽しい人生にも気がつかない

　自分と他人とを比較する人は、自分の方が他より劣っていると思え
ば劣等感を抱いて自身の人生の楽しさを感じることがありません。ま
た、自分が勝っていると考えれば優越感を抱くでしょうが、それでも
人生の楽しさには至りません。優越感と幸福感とは異なるからです。

　　生きてきた環境は人それぞれです。それゆえに、その人にしかない
考え方が芽生え発展して自分の人生に対する次のような評価ができる
ようになります。

【幸福に感じる】→世間の平均に比べると自分は幸福だと感じる人。

【不幸に感じる】→世間の平均に比べると自分は不幸だと感じる人。

　つまり、自分が世間の「平均以上」ならば幸福で、平均以下ならば
不幸という他との比較によって自分が幸か不幸かを見ていますね。例
えば、お金や健康、身分や結婚、家や車などを平均値と比較しての幸
せを判断する「客観的な幸福」では本当の幸せな人生を送ることがで
きないのです。

　例えば、健康という面で、がんに罹ったから不幸だとか、がんに罹
らなかったから幸福だとは必ずしも言えません。それでは、本当の意
味での幸福で素敵な人生を送るにはどうすればいいのでしょうか。そ
れは他と比較しない「主観的な幸福」を求めることです。

●主観的な幸福をもたらすための必須条件

　次のような5つの条件は幸福で素敵な人生へと自分を導く引き金になるという研究結果が知られています。

【人との結びつき】→相手と積極的に会話して人との結びつきを深める。

【物より経験】→物を買うよりも経験を充実させることにお金を使う。

【他者への感謝】→何事にも感謝の気持ちを持って日々を生活する。

【他者への親切】→親切な行動をして与える喜びを感じながら暮らす。

【他者からの笑顔】→人々の笑顔と喜びを想像しながら快適に仕事をする。

　がんに罹りながらも、最期の30分前に「素敵な人生だった！」と言えるためにも上述した5つの条件が大事です。というよりも、がん患者は自ずとそれをしていると思います。例えば、病院で治療しているとします。病院スタッフとは会話をしますし、治療という経験に支出しています。そして、その医療を受けられることに感謝し、がん仲間とは親切な関係を築き、回復した時の家族の笑顔を想像しながら仕事（治療）に励んでいますよね。

　最期の30分前に「素敵な人生だった！」と言えるために。

　最終章の第 6 章では、「がん人生をただ生きるだけではもったいない」と題して、生まれてきた奇跡、最期の質と最期の後、延命などについて書きました。そして、最期の 30 分前には「素敵な人生だった！」です。

　この第 1 章から第 6 章までには、がんになっても「至福の最期」で旅立つためのヒントを網羅してあります。がんに罹ったのは偶然ですし不幸なことでは全くありません。自身の身に起きた現実をどう理解してどう対処するかが重要なのです。そのための準備は普段からしておく必要があります。

あとがき

　一組の男女からあなたが生まれたとします。そのあなたが生まれる確率は 7 兆分の 1 です。この数字は一組のカップルからの数字です。ということは、このカップルの両親やそのまた両親をずっと遡っていくと、この確率はさらに小さくなります。

　それではさらに、地球に生命が誕生し、それが人間にまで進化することができた確率を合わせれば奇跡的なほど小さな数字になります。まして、地球が宇宙で誕生し、生命をはぐくむ星になるための確率をも含めれば、いま我々がこうして生きて存在していることは限りなくゼロに近い奇跡です。

　一方の死は、100%の確率で皆に訪れます。もし、我々が死なないで永遠の命を持って生まれてきたとしたら、今日の人類は存在しません。気象や生態系の環境変化でとっくに淘汰されているからです。淘汰されずに済んだのは、個体が次の生命を生み、そしてまたその次の生命という潮流の中で、環境の変化にも耐えられる遺伝子が次々と発現して地球環境の変化に順応しながら今日まで生き延びているからです。

　このように、ほぼ 0%の生と 100%の死とは相反するものではなく、双方に補完しながら連綿と生命を未来につないでいるのです。ですか

ら、その死を次なる新たな生へとつなぐためにも、命の最後は至福の最期でなければなりません。

　がんの最期というと悲痛な響きがありますが、決して悲愴なことではありません。それはがんに限らず次の世代に命をつなげるために必要な序章なのですから。そして、がんだからこそ最期までの時間があり準備もできるのです。

　がんも進化しながら今日まで生き延びて存在しています。そんながんと最期をともに迎えられるのは、むしろ幸運なのかも知れません。最期の30分前に「素敵な人生だった！」と言って。

　最後までお読みくださりありがとうございます。
　この本があなたの人生を幸福へと導く指針となれば幸いです。

2022年10月　谷口友孝

【著者プロフィール】

谷口友孝（たにぐち・ともたか）

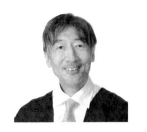

1953 年、東京生まれ。

技術士、東京大学大学院元客員研究員。発展途上国での政府開発援助に従事して調査団長などを経験する。その 40 年間でイラク復興支援プロジェクトへ尽力していた 52 歳のときに抗がん剤さえ効かない進行がんと診断され、経過観察で生き延びる。その後、60 歳定年を目前にがん治療への疑問から東京大学大学院へ学生として入学。在学後は客員研究員でがんの研究に携わり、古稀を迎える現在は執筆の傍ら学会の委員長、大学の支部長、町会の役員などをして過ごす。

「至福の最期」で旅立つための10か条

人として、患者として、幸福に生きるために

2023年6月30日発行　　　　著　者　谷口友孝

発行者　向田翔一

発行所　株式会社 22 世紀アート
　　　　〒103-0007
　　　　東京都中央区日本橋浜町 3-23-1-5F
　　　　電話　03-5941-9774
　　　　Email: info@22art.net　ホームページ：www.22art.net

発売元　株式会社日興企画
　　　　〒104-0032
　　　　東京都中央区八丁堀 4-11-10 第 2SS ビル 6F
　　　　電話　03-6262-8127
　　　　Email: support@nikko-kikaku.com
　　　　ホームページ：https://nikko-kikaku.com/

印刷
製本　　株式会社 PUBFUN

ISBN：978-4-88877-224-2